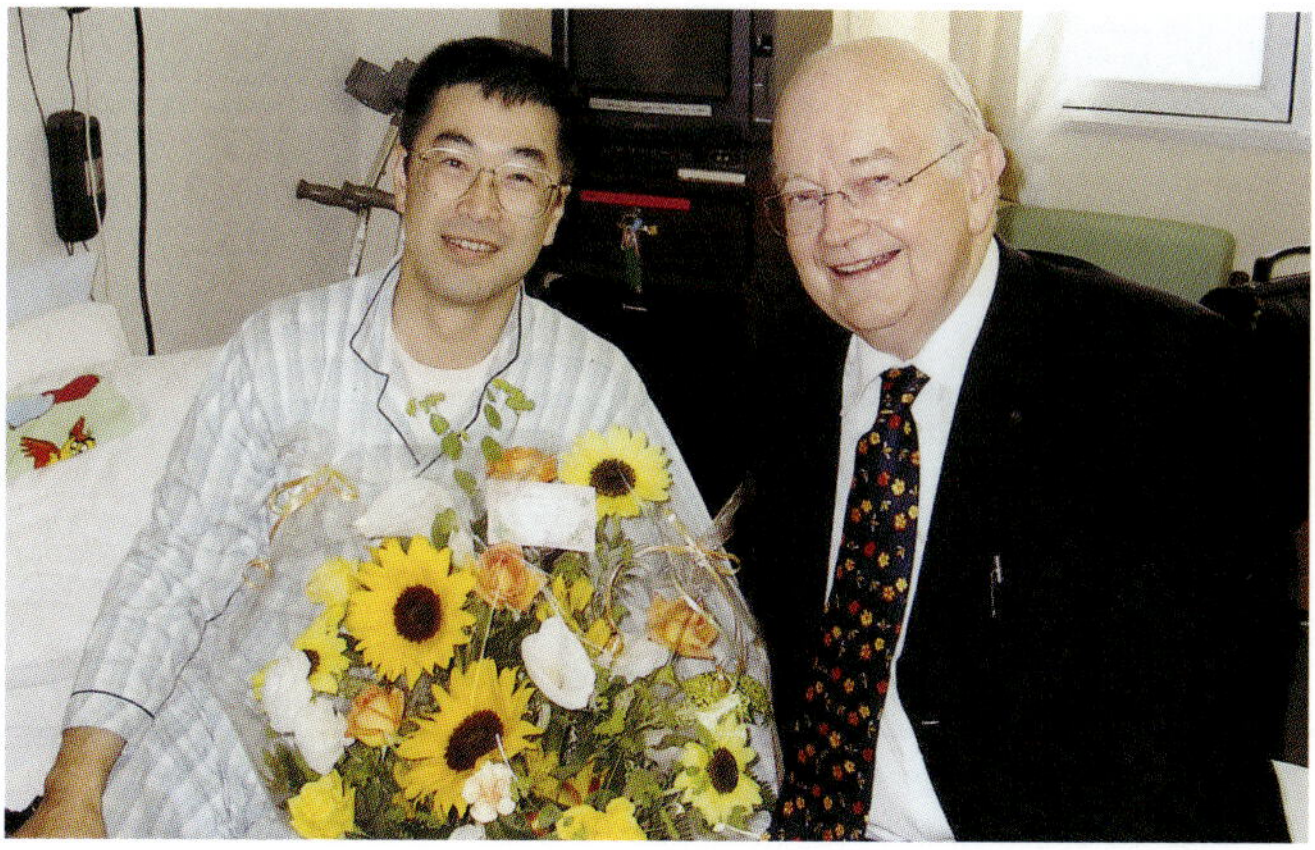

2006年６月12日、獨協医科大学病院にて
イアン・マドックス博士と私

痛みよ、さらば

モルヒネが救ってくれる

渡辺邦彦
Kunihiko Watanabe

文芸社

はじめに――在宅ホスピス、稼働中

「あー、今日も一日無事に終わった……」

満足感と安堵感を胸に、ぼくは自然の趣豊かな那須街道を車で走っていた。もう十二月だというのに雪もなく、森には美しい紅葉がまだ残っている。やっぱり地球温暖化の影響かなあ……などと思いをめぐらしつつ、およそ一〇〇キロ離れた栃木市へと戻るため、東北自動車道へと入った。那須に住む患者さんの自宅で訪問診療を終え、これから事務所に帰るところだ。

いまのぼくは一週間に七日、一日二十四時間態勢で勤務中である。栃木県内全域を対象に、自宅で待つ進行がんの患者さんのもとへ４ＷＤのコンパクトカーに乗って向かう毎日。〈在宅ホスピス・とちの木　所長〉――これが名刺の肩書きだ。

二〇〇六年十一月十一日。一並びの縁起をかついだこの日に、念願だった在宅療養支援診療所の認可を受けてホスピス事務所を構えることができた。在宅療養支援診療所とは、定期的な訪問診療のほか、緊急の往診をおこなったり不安を和らげるため相談に乗ったり、不眠不休の態勢で自宅で療養する患者さんのニーズにこたえる施設である。

多様な症状を持つ進行がんの患者さんはこれまで、自宅で生活するという選択肢を選ぶことは難しかった。まして、人があまり住んでいない山岳地域や農村では、近くに医者がいないのだからなおさらだ。容体が急に悪くなったときのことを考えると、不本意ながら入院せざるを得ないというのがこれまでは当たり前だった。

ぼくはそんな患者さんたちにも選択肢の一つを提供したくて、病院の緩和ケア病棟から外へ飛び出したのである。なるべく多くの患者さんのもとへ行きたいので、訪問診療の範囲は県内全域にした。先ほど訪問した那須の患者さんの自宅は、いまのところ事務所からもっとも遠隔地に位置している。行き帰りの風景など見るとちょっとした小旅行気分である。

患者さんの自宅で診療をおこなうとき、往診カバン以外の設備は何もない。自分の持っている五感を研ぎ澄まし、最大限に神経を集中させる必要がある。また、患者さんの最期が近づいたときには、看取りの経験を持たない家族のケアも重要になる。家族が患者さんの最期を看取る中で、他人は「在宅ホスピス・とちの木」の唯一の医師であるぼくだけだ。そんなとき、自分の発するひと言ひと言がとても大きな意味を持つことを痛感する。

そんな話をするとほとんどの人が、「お医者さんたった一人で、そんなことできるの?」とびっくりする。そしてぼくは心の中でニンマリする。人がびっくりすればするほど「そんなこと」をやってみたくなるというのが、昔から変わらない性分なのだ。まあ要するに、あまのじゃくなのかもしれない。

そんなぼくの心の支えは、医師として勤めてきた二十三年の歳月、緩和ケア病棟での勤務経験、そして国内や海外の友人たちのアドバイスだ。その中には、緩和ケアのことなどまったくわからないのに幸か不幸かぼくに巻き込まれてしまった人々もおおぜいいる。感謝することしきりである。

二〇〇六年の八月に前著『幸せのシッポ』を出版したときには、ぼくはまだ栃木県立がんセンターの緩和医療部に勤めていた。もともとは獨協医科大学病院で脳神経外科の専門医として二十年間、悪性脳腫瘍の手術や化学療法に携わっていたのだが、さまざまな経緯や人との出会いがあって、まったく違う道——緩和ケアの分野へ大きく方向転換したのである。

その経緯は前著に書いたのでここでは繰り返さないが、とにかく緩和ケアという道を選んで以降は、ものの見方や考え方が非常に違ってきた。

それまでは、国家試験に合格し大学を卒業して医者になってからずっと、まず目の前の事態に対応して処理するというのが当たり前になっていた。患者さんを診察し、検査をおこない、必要があれば手術する。時間があれば研究を続け、学会発表や論文摘出を通じてせっせと自分の業績作りに励む。来る日も来る日もその繰り返しである。

要領よく仕事をこなすには、ある程度パターンにのっとって手続きを進めるしかない。だからたとえば手術の同意書をもらうための病状説明なども、ひどく形式的にやっていたように思う。自分の説明で患者さんがどう感じたか、どのように理解したか、気にすることもなかった。とにかく同意書にサインしてもらうことだけを考えていた。

これがいかに医師として浅はかなことであったか、いかに自分がおごっていたか、緩和ケアの知識が深まれば深まるほどひしひしと思い知らされた。

医療者の中でもとりわけ医師の発する言葉は、患者さんとその家族にとって多大な影響力を持つ。ともに病気に立ち向かうため、医師と患者さんが良好なコミュニケーションを保つことは何より大事なのである。昔に比べて治療法が確立されてきたとはいえ、やはりがんという病気は手ごわいやつだ。患者さんは日々の治療に疲れ、将来への不安や死の恐怖を抱え、非常につらく苦しい思いを余儀なくされている。そんな精神的苦痛を和らげるには、医師を信頼して胸の内を打ち明けてもらえるとありがたい。それには良好なコミュニケーションが不可欠で、まずは医師の側が患者さんの気持ちに心から寄り添うことが必要なのだ。

マスコミでしばしば話題になる医療訴訟なども、医療者と患者・家族のコミュニケーションの問題によるところが大きいように思う。どんな社会においても他者とのコミュニケーションは非常に重要なはずなのに、なぜ病院の中ではそれがおざなりにされてしまうんだろう。皆さんも、医者と話して不快な思いをしたことはありませんか？　話を聞いてもらって不安が和らいだ、と言えるような医者と出会えた方は本当にラッキーである。おそらく多くの読者は、「医者が関心を持っているのは病気や症状を治すことだけなんだな」と感じたことがあるのではなかろうか――そう、かつてのぼくもそんな医者の一人だった。

緩和ケアに関心を持つようになってからのぼくは、研究会や講習会に参加したり本を読みあさったりして、コミュニケーションについて積極的に学んでいった。しかし振り返ってみると、こんなこと学生時代に教わった記憶はまったくない。それもそのはず、信じられない話だが、現代の医学教育では患者とのコミュニケーションに関する授業がないのだ。少なくともぼくの世代まではそうだった。今も似たような状況ではないかと思う。

というわけで、医学部を卒業して臨床の場に出たなら、患者さんへの病状説明などは先輩のやり方を見よう見まねでやってみるしかなかった。もちろん自分なりに工夫していたつもりだけれど、コミュニケーションに関して現在のような考え方をするようになるまで、ものすごく遠回りしてしまった気がする。

ともあれ、コミュニケーションということに対して医療の現場でいまもっとも真剣に取り組んでいるのは、緩和ケアの分野である。がんの進行による肉体的・精神的苦痛を和らげながら最期までその人らしく生活できるよう支援するため、患者さん本人はもちろん、その家族とも良好な信頼関係とコミュニケーションを持てるよう努力している。また緩和ケア病棟は、ほかの一般病棟と比べると設備も充実している。患者さんと家族がともに過ごしやすいようにいろいろ考えられているからだ。入院中の患者さん本人からも、またその人が亡くなったあとに家族の方からも、「最期の時をここで過ごせてよかった」という言葉を聞くことが多い。

緩和医療部に移ってからのぼくは、とてもやりがいを感じながら仕事していた。栃木県立がんセンターでは二〇〇五年に緩和ケアチームというのができ、一般の医療現場においても患者さんのニーズに少しずつこたえられるシステムが動き始めた。緩和ケア病棟に入院中の患者さん以外にも、症状を和らげる治療をおこなったり、さまざまな相談に乗ることで精神的苦痛の緩和を図ったりできるようになったのである。

だがその一方で、ぼくはしだいに緩和ケア病棟やチームの限界を感じつつあった。

人生の残り時間が限られたものであると認識したとき、人はみなどこに我が身を置きたいと思うだろうか。明るくキレイで設備の整った、ホスピスや緩和ケア病棟？　いや、そうではない。多くの人は、「事情が許せば、住み慣れた自分の家で最期の大切な時間を過ごしたい」と言われる。しかしたとえ緩和ケア病棟に入院して症状が和らいだとしても、

「往診してくれるお医者さんがいないから退院できないんです」とか、
「最後まで自宅で過ごしたかったけれど、痛みが強くなって我慢できないから入院することにしました」

というふうに不本意なまま病院での生活を送っている患者さんたちを、ぼくはたくさん見てきた。

何とかできないだろうか。何かいい方法はないだろうか……。

笹川医学医療研究財団の奨学金で海外研修へ行く機会を与えられたのは、そんなときだ。オーストラリアとニュージーランドを訪れたのだが、そこで繰り広げられている緩和ケアは日本とまったく違うものだった。

入院による経済的負担がゼロであるにもかかわらず、ほとんどの患者さんは症状が和らいだとたん、早々とホスピスから自宅へ戻るのである。おそらくは、住民が平等に利用する施設だから入院は必要最低限にとどめる、という社会的モラルが成熟していることもあろう。けれどもそれ以上に伝わってきたのは、自分の家で自分らしい最期を迎えたいという、どの人にも共通する意思だった。父親であれば父親として、母親であれば母親として、それぞれの役割をつとめながら自分らしい笑顔をたたえて生活する——そのことが人間の尊厳を保つうえでいかに大事か、ぼくは患者さんの自宅を八十軒ほど訪問して思い知らされた。

これはすべて、システムが整っていればこそ実現できる医療だ。オーストラリアでもニュージーランドでも、緩和ケア専門医や専門看護師が患者さんの自宅を訪問して医療をおこなう仕組みが完備されている。在宅ケアチーム、コミュニティーの独立型ホスピス、総合病院の緩和ケアチームがうまく連動し合う「緩和ケア・トライアングル」がきちんと機能しているのだ。このことにぼくは非常な感銘を受けて帰国した。

それ以来ぼくの目標は、ここ栃木で緩和ケア病棟から自宅に戻れるシステムを作り上げる、というものに変わった。しかしそうは言っても、ただでさえ医療者が少ない緩和ケアの世界。どこの病棟でも医師が足りなくて困っている。まして在宅での緩和ケアをやりたいなどという酔狂な人間はあまりいない。当然、仲間はなかなか集まらなかった。

けれども、愚痴をこぼしているだけでは絶対目標は実現しない。こうなったらとにかくやってみるしかないと、後任の先生が決まった時点で、がんセンターを去り栃木市内の民間病院「とちの木病院」へ籍を移すことに決めた。そこを拠点に在宅療養支援診療所を開設し、がんセンターの緩和ケア病棟とも連動しながら、在宅ケアを進めていくのである。

患者さんのニーズが最優先である在宅緩和医療を人生の目標と定めてから、ぼくはひそかな覚悟を決めていた――この仕事に共感し一緒にやってみたいと思う後輩が来てくれるまでは、二十四時間三百六十五日拘束されても構わない。好きなテニスもゴルフも山登りも、当分の間おあずけだと。そんなぼくの決意を聞いて、妻はこう言った。

「いいんじゃない。あなたはこれまでやれ学会だ、研修だといって国内外のあちこちに一人で行ってきたんだもの。これからは私が娘と一緒に方々へ旅行するから、その間あなたは栃木で留守番していてちょうだい」

ぼくの性格を知り尽くした妻の言葉。家庭サービスから解放されて自由に仕事に集中してください、というエールなのだ。うれしく、またありがたかった。

というわけで、前著の原稿を仕上げた二〇〇六年春の時点からしばらくは、あちこちがむしゃらに走り回り、同じ理想を持つ看護師さんやケアマネージャーを探し出して着々と準備を進めていた。

ところがそんなとき、予期せぬアクシデントが起こってしまったのだ。必然的にテニスもゴルフも山登りも全部あきらめざるを得なくなり、ぼくは思いもかけずこれらの煩悩から完璧に解き放たれることになった。

そしてこのアクシデントは、在宅ホスピスの医師となってのち、願ってもないくらい得がたい体験であったとわかったのである。

では次から、その内容についてお話ししていこう。

とはいえ、この本は前著のように、単にぼくの体験談を語るだけを目的としていない。「痛み」に関する正しい知識と認識を読者の皆さんにお伝えしたいと思って書いたものだ。したがって第一部の「ドキュメント」は、第二部で展開する「レクチャー」の予備知識のつもりで読んでいただければ幸いである。なお、第一部文中でゴシック表記した痛み関連の用語については、第二部で詳しい解説をこころみているので参考にしていただきたい。

痛みよ、さらば――モルヒネが救ってくれる　目次

第二部　痛みに関するレクチャー

第一部　ドキュメント・医者がモルヒネをのむとき

こどもの日のアクシデント

二〇〇六年五月五日、金曜日。

七時半ごろ起きると、ぼくは顔も洗わずジャージに着替え、二匹の愛犬にあいさつした。今日もいい天気、気持ちのいい朝だ。

「モモ、ウルフ、おはよう！」

雰囲気で「今日のお父さんはお仕事じゃないんだ！」とワンコたちにもわかるのであろう。いつもなら出かける姿を黙って見送るだけなのに、ジャージ姿のぼくを見たモモとウルフは気も狂わんばかりに大喜びし、飛びかかってきて顔中をベロベロなめ回した。これだから、最初に顔を洗っても意味ないのだ。ラブラドール・レトリバーのモモ、シェパードのウルフ。どっちも大型犬で立ち上がると人間並みに背丈があるので、知らない人がこの光景を見たらぼくが犬に襲われているように思うかもしれない。

「よーし、散歩に行くぞ！」

ぼくは二匹の犬を連れて表へ出た。今日はこどもの日。そこかしこで鯉のぼりが青空をバックにはためいている。我が家のある栃木県壬生《みぶ》町の田園地帯では、このゴールデンウィーク中が田植えのハイシーズンである。水をたたえてキラキラ光る田んぼに小さな苗が整然と並ぶ様子は、いつ見ても本当にすがすがしい。爽やかな朝の空気と目にしみる新緑を愛犬たちも楽しんでいるようだ。ぼくの年齢とともにこっちの都合で散歩の距離が短くなってきたけど、モモとウルフにとってはそんなことどうでもいいらしい。とにかく、お父さんと散歩に行ければそれでうれしいのだ。

散歩から帰ると顔を洗ってひげを剃り、妻が用意してくれた朝ごはんを食べる。その後しばらくして身支度を整え、外出の準備をした。

栃木県立がんセンターは四月二十九日の土曜から五月七日の日曜まで九日間、外来診療が休みとなる。だがそのあいだも入院患者さんたちの回診はおこなわれるのだ。ぼくが所属する緩和医療部では、もう一人の医師である角田《つのだ》先生と話し合って、連休中の回診当番をあらかじめ決めておいた。この日——五月五日はぼくが回診する番だったのである。

がんセンターに着いてからいつもの場所に車を止め、緩和ケア病棟へ向かった。そのときである。なんと、とんでもない事故の現場に出くわしてしまったのだ。一人の男性が六階建てのビルの屋上から転落し、五〇センチくらいの高さの植え込みの中に落下した。

「あーっ、大変だぁ!!」

思わず叫ぶと、ぼくは全力疾走で植え込みのほうへダッシュした。修羅場のような脳神経外科で長年過ごし、交通事故の頭部外傷やクモ膜下出血で救急搬送される人々を日常茶飯事のように見てきたためか、こうした緊急事態には体が条件反射してしまう。

落ちた男性を恐る恐るのぞき込んだところ、外見上の大きな傷は見られないようだ。たぶん植え込みがクッションの役目を果たしたのだろう。だが、よかったとホッとしてる暇はない。一刻も早く救急へ運ばなくては。

ぼくは必死で体を伸ばし、男性を持ち上げようとした。しかし足場が悪いうえ、植え込みが邪魔になってなかなかうまくいかない。無理な体勢を続けながら、男性の腰と脚を支えるようにしてエイッと持ち上げた。まさに火事場の馬鹿力である。このときになってようやくストレッチャーが運ばれてきた。応援に駆けつけた数名の人と一緒に「せーの！」と声を合わせながら、五、六メートルばかりの距離をやっとの思いで運び、男性を無事ストレッチャーに乗せた。

心臓マッサージが必要かもしれない……。頭ではそうわかっているのだが、体が言うことをきかなかった。男性を抱え、持ち上げてストレッチャーまで運ぶだけで精いっぱいだったのである。ふだん何のトレーニングもしてないし、最近ではまったくの中年おじさんとなってしまっているぼく。いきなり全力疾走で現場までダッシュし、不安定な足場で救出作業をおこなったもんだから、やはり無理があった。完全に体力を使い果たしてしまい、息が上がってもうヘトヘトだ。

幸いすぐにほかの医師が現場に来てくれたので、事情を説明してあとを託すことができた。ぼくの役目はここまで。突然のアクシデントを目撃した緊張感と、それがほどけた解放感で、すっかり気が抜けてぼうっとしてしまった。しばらくしたところでわれに帰る。

「あっ、いけね！　何しに来たか忘れるところだったよ。回診、回診……」

ぼくは気を取り直して緩和ケア病棟へと入っていった。この年は珍しくゴールデンウィーク中ずっと天気に恵まれていたためか、外泊している患者さんも多く、病棟には十五、六人が残っているだけだった。それぞれの部屋を回り、ひと通りの診察をすませたあとは、いろんな雑談に花を咲かせる。外来のある平日と違って雑務に追われることもないので、患者さん一人ひとりとじっくり話ができるのがうれしい。ぼくにとって休日の回診というのは、けっこう楽しみな場なのだ。

二時間ほどもかけてゆっくり全部の回診を終えたころには、ぼくはここへ来る前に出くわした転落事故のことなどすっかり忘れてしまっていた。これがあとあと大変な騒ぎを引き起こすきっかけになるとは、もちろん夢にも思ってなかったのである。

そして悪夢は始まった

五月六日、土曜日。

この日は月に一度の東京行きである。日本大学付属板橋病院で東洋医学を専門として診療している、木下優子先生のもとへ向かった。ぼくらは県立病院勤めなのでお休みだが、優子先生は土曜日でも仕事しているのだ。実に申し訳ない。そして実にありがたい。

木下優子先生とは緩和ケアの国際ワークショップで知り合ったのだが、その後はお互いチャンスを逸してしまい、会うこともないまま何年か過ぎていた。ところが数カ月前に栃木県立がんセンターでグランド・カンファレンスという講演会が開催されたとき、講師としてやってきたのがなんと優子先生だったのである。このグランド・カンファレンスは毎週企画されれ、すべての科の医師やその他さまざまなスタッフが自由に参加できるようになっている。このときは抗がん剤の副作用に有効だと近ごろ話題の漢方薬に関する話だったため、東洋医学の専門医である優子先生に白羽の矢が立ったというわけだ。

名調子の講演が無事終わったあと、関係者が優子先生を囲んで飲み会を開き、ぼくらも久しぶりの再会を祝して乾杯した。そのときのよもやま話でこんなことを彼女に言った。

「実はぼく、四十五歳を過ぎてからずっと坐骨神経痛《ざこつしんけいつう》に悩まされてるんです。いろいろ策を講じてはみたんだけど、どれもあまり効かないんですよね。もともと太ももとおなかが冷えやすいんで、そのせいもあるのかなあ」

するとと優子先生は答えた。

「いままで何をやってもだめだったのなら、ハリ治療と漢方を組み合わせて様子をみていったらどうかしら。私の外来に通ってみませんか？」

そんなわけでぼくは月に一度、はるばる栃木から板橋まで片道三時間かけて通うことにしたのである。同僚の角田先生には「若い美人に会いに行くのが本来の目的でしょ？」と冷やかされるが、まことにごもっとも。

さて、板橋病院に着いてから東洋医学科外来へと向かう。名前を呼ばれて診察室へ入り、パンツいっちょの姿でベッドにうつぶせになっていると、優子先生が入ってきた。

「渡辺先生、調子はどうですか？」

「そうですね、まあ一進一退といったところです」

優子先生はぼくの腰からお尻にかけて、手際よく十本ほどのハリを打っていく。それを終えると今度は隣のブースへ移り、次の患者さんを診察している。盗み聞くつもりは毛頭なかったのだが、ブースを仕切る壁が薄いので会話がもれ聞こえてきた。なんと長野県から来た人らしい……そりゃ片道三時間どころじゃないね。優子先生は明るく大らかな性格とわかりやすい説明で人気が高く、遠くからも慕ってくる患者さんがおおぜいいるのだ。

長野からの患者さんは、抗がん剤の副作用で胃腸の調子が悪く食欲もないと訴えている。そこへ優子先生のアドバイス。

「断食療法をやってみましょうか。私、自分でもときどきやるんですよ、断食。そんなときはたとえ飲み会があっても、『いま断食中だからミネラルウォーターだけでＯＫ』と言うと、誰もそれ以上お酒をすすめないの。でもまあ私の場合、しらふでも仲間のテンションに十分ついていけちゃうけどね」

屈託ない笑い声を聞きながら、ぼくはグランド・カンファレンスのあと一緒に飲んだときの彼女の様子を思い起こし、つい吹き出しそうになる。なるほど、お言葉どおりハイテンションでとても楽しいお酒だった。それにしても、さすが東洋医学の専門家は言うことが違う。確かに、抗がん剤の副作用で消化吸収能力が低下した胃腸を断食で休めるというのは、非常に理にかなったやり方だ。だけどぼくを含めて普通の医者なら、浅はかにも何か薬を処方したりしてしまいそうだな。やっぱり優子先生、立ち位置からして西洋医学の医者とは異なるのだ。もちろんいい意味で。

そんなことをつらつら考えながら、ぼくはハリネズミ状態のまま、しばらくのんびりとベッドの上にうつぶせていた。その後は何事もなく治療を終え、栃木へと戻っていった。運命のときが刻一刻と迫っていることなど、知る由もなかった。

そして五月七日、ゴールデンウィーク最終日。

空は晴れ渡り絶好の行楽日和だったが、ぼくは朝からなんとなく全身のけだるさを感じていた。前日、暑い中を長時間かけて東京まで行ったので、その疲れが出たのかもしれない。一日中ソファーに寝っころがり、ぶらぶらして過ごした。日没前の明るい時間にお風呂に入って休日のぜいたく感を味わったあと、家族そろって夕食。その後はテレビを見ながらくつろぎ、ごく普通の日曜日が終わろうとしていた夜十時半ごろ、ついに〝そのとき〟はやってきた。

明日は勤務だから早めにやすもう。そう思い、ソファーから立ち上がろうとしたとき、腰から右の太ももへ向かってしびれるような痛みが走った。まっすぐ立てない。前かがみの状態でしか歩けないのだ。その格好のまま、かたわらの娘に言ってみた。

「どうもおかしいな。ちょっと年取っちゃったみたい……」

「え？　ふだんとたいして変わらないよ。だって、父さんはいっつも姿勢悪いもん」

容赦ないコメントが返ってくる。とほほ。うーむ、それにしてもこの痛みは何なんだろう……。ぼくは焦りまくり、頭をぐうたら父さんモードから脳神経外科医モードに切り替えて考えた。頭に浮かんできたのは、腰の骨の四つ目と五つ目——つまり第四腰椎《ようつい》と第五腰椎の間から足に向かって出ていく「大腿神経《だいたいしんけい》」という末梢神経が、**椎間板《ついかんばん》ヘルニア**によって圧迫されている図である。

「腰、痛めちゃったのかなあ？　まあでも今日はずっとゴロゴロしてて重いものを持ったわけでもないから、ひと晩ゆっくり寝れば治るだろ」

そう自分に言い聞かせ、この日は床についた。

しかし期待むなしく、朝になっても症状はほとんど改善していなかった。五月八日、月曜日。

幸い足の動きそのものは問題なかったため、座って運転するぶんには痛みも出ない。だががんセンターへ着いてから車を降りて歩こうとすると、やっぱり痛くてまっすぐ立てないのだ。これはヤバイ。

いつもならスタスタ早足で歩く廊下が、とてつもなく長い距離に思える。何人もの職員に追い抜かされていく様子を見て、さすがにおかしいと気づいた看護師さんが声をかけてくれた。

「渡辺先生、どうかなさったんですか？」

「いやぁ、ちょっと腰をやっちゃったみたいで……」

「あらー大変。加藤さんに連絡してみたらいかがです？」

「そっか……」

ぼくはその場で、放射線技師の加藤さんをポケットベルで呼んでみた。彼とは以前脳神経外科医として勤務していたとき、ＭＲＩ検査を一緒にやっていた間柄だ。二年ほど前、坐骨神経痛の原因を調べるため、こっそりもぐりで腰のＭＲＩを撮ってもらったことがある。一般の患者さんたちには大変申し訳ないが、病院に勤めているとこんな〝特権〟が使えるわけです。

事情を話すと、加藤さんはこころよく返事してくれた。

「じゃあ、休み時間を利用してまたＭＲＩを撮ってみましょう。十二時半ごろ検査室へ来てください」

昼休み、検査室へ行ってＭＲＩ撮影。脚を伸ばした状態で仰向けになったとたん、激しい痛みが走る。膝の下に大きなマットを入れてもらい、痛いのを我慢しながら十数分をどうにか乗り切った。

できたてホヤホヤのフィルムをシャーカステンに掲げてみると、二年前とは明らかに違う画像が写っていた。ゆうべ予想したとおり、第四腰椎と第五腰椎のところで、脊髄《せきずい》が入っている部分が圧迫されているのが見て取れる。

「やっぱり……」

　ぼくは内心の動揺を隠しつつ、加藤さんにお礼を言って検査室を出た。前かがみの情けない格好でヨタヨタ歩いていたそのとき、ふと頭にひらめいたことがあった。

「そうだ。明日は獨協《どっきょう》で緩和ケア研究会の幹事会がある。少し早めに行って、明子ちゃんに診てもらおう！」

　明子ちゃんは獨協医科大学時代の後輩だ。ぼくが大学病院から栃木県立がんセンターへ移籍してすでに六年。いまでは脳神経外科医局に知っている顔ぶれも少なくなったが、明子ちゃんはその数少ないうちの一人である。とはいえ、ぼくは学生時代の彼女しか知らないのだが。

　ぼくが所属していたころ獨協医大の脳神経外科では、脊髄や脊椎《せきつい》に関する疾患は先天奇形以外ほとんど扱っていなかった。しかし脊髄疾患を専門とする金彪《きんひょう》先生が教授となってからは、非常に多くの手術を手がけている。金教授のもと、明子ちゃんも脊髄の病気をたくさん診ているはずだ。そう思い、さっそく電話して、翌日またもぐりで診察してもらう約束を取りつける。しめしめ。

　そして五月九日、火曜日である。

緩和ケア研究会の幹事会が始まる一時間ほど前に、獨協の脳神経外科外来で明子ちゃんと待ち合わせた。足腰の痛みよりも久しぶりに後輩に会える喜びのほうが大きく、ワクワクしながらソファーで待つ。そこへ明子ちゃんが元気よく走ってきた。

彼女が卒業前のとき以来だから、六年ぶりの再会である。おお、ずいぶん頼もしいお医者さんになったなあ、と感慨ひとしおだった。診察室へ入り、ぼくの右ひざを叩いて足の腱反射を手際よく調べていくしぐさも、実にサマになっている。もう明子ちゃんなんて呼べないな、先生と呼ばせていただかなくちゃ……としみじみしている場合ではなかった。明子ちゃん、じゃない、明子先生が重々しく言う。

「渡辺先生、右足のL４の反射が出ませんね。すぐレントゲンを撮りましょう」

L４の反射というのは、太ももを動かす神経が機能していることを示すものだ。つまりこの時点で、ぼくの太ももに何らかの異常が起きているのである。

明子先生の後ろからついて救急外来へ行き、腰椎のレントゲン撮影をしてもらう。前後左右など六方向から撮影するのだが、ＭＲＩと違って数秒ですむため検査はずっと楽である――もし痛みがなければ。だがこのとき、撮影台の上で体の向きを変えることすらできないほど、足腰の痛みは強くなっていた。放射線技師さんの助けを借りて、ようやくレントゲンを撮り終えた。

現像したフィルムを明子先生と一緒にのぞき込む。なんと、素人が見てもはっきりわかるくらい見事に第四腰椎と第五腰椎がずれているではないか。

腰椎すべり症だ。

「やっちゃいましたね、渡辺先生。何日か前、重いものを持ち上げませんでした？」

明子先生の問いに、ぼくは戸惑いながら答えた。

「そういえば、こどもの日に患者さんを変な体勢で持ち上げて搬送したけど……」

「あっ、それですね。間違いないと思います」

「だって、もう四日も前のことだよ。その次の日に東京まで行って帰ってきたけど、別に何ともなかったのになあ」

「腰椎すべり症は、誘因が加わったあと数日たってから症状が出ることが多いんですよ」

すらすらと答える明子先生に「へえ、そういうものか。さすが……」と感心しつつ、あの日の事故のことを思い出していた。転落した男性を持ち上げるとき、たしか右足を出して踏ん張ったっけ。あれで右下半身に無理な負担がかかったに違いない。

緩和ケアの幹事会が終わったあと、脳神経外科医局へと向かった。明子先生が金教授に今後の治療を相談してくれていたのだ。数年ぶりの医局の風景を懐かしんでいると、しばらくして金教授その人が入ってきた。

「どう、渡辺先生？　すごく痛いでしょう。腰椎すべり症は**消炎鎮痛剤や神経ブロック**で様子をみていくのも選択肢の一つなんだが……」

金教授が何か言いたそうな顔をしている。ぼくはすでに覚悟を決めていた。椎間板ヘルニアにしても腰椎すべり症にしても、痛みだけなら様子をみるのも一案だが、麻痺などの神経症状が出たら手術を考えるべきなのである。

「手術を受ける心の準備はできてますよ、金先生」

ぼくの言葉を受けて、金教授もホッとしたようにそれがいいと言ってくれた。しかし、その後教授が白衣のポケットから取り出したスケジュール表は、予定でびっしり。どんなに早くても六月七日にしか手術できそうもないと言う。ぼくは答えた。

「仕方ありませんね、年間に九〇〇件も手術をおこなっている教室なんですから。ぼくなら大丈夫ですよ。以前自分が所属していた科だからこそ、何かと便宜を図ってもらえてこんなに短時間で診断から手術の予約までお願いすることができたんです。一カ月待つくらいしないとバチが当たりますよ」

今後の治療方針が決まり、とりあえず落ち着いた気持ちで獨協医大病院をあとにした。金教授にこの身をすべてゆだね、あとは運を天にまかせるしかない。

車椅子さっそうと街を行く

翌五月十日、獨協医大でもらった診断書を手に、栃木県立がんセンターの上司である児玉所長のもとを訪れる。診断書にはこう記載されていた。

〈腰椎椎間板ヘルニアおよび腰椎すべり症。観血的整復（注・手術のこと）が必要。手術予定は六月七日。術前は要安静とする〉

このころのぼくは、がんセンターを六月いっぱいで退職する予定でいた。「とちの木病院」へ移ったらただちに在宅療養支援診療所を立ち上げたいと考え、その準備のため、退職前の年休を利用して栃木県内の訪問看護ステーションをしらみつぶしに訪ねては協力してくれる人を探し回っていたのだ。たとえ安静が必要と言われても、ここで自分のケガのために貴重な年休を使いたくない。そんなぼくの事情を汲んで、児玉所長はとても寛大なアドバイスをくださった。

「渡辺君、これからは傷病休暇で休めばいいよ。公務災害の申請も出そう。それと、いずれにせよいまの状況では六月末の退職は無理だと思うよ。とりあえず事務局に相談して、退職届をいったん撤回することにしよう」

そんなわけで、児玉所長はじめ事務局の皆さん、医局長、緩和医療部の角田先生、当直当番を決める秘書さんなどなど、いろんな人に迷惑をかけつつ、ぼくは退職予定を延期して突然の傷病休暇に入ったのである。手術前は当分自宅安静だ。

とはいえ、六月末の退職を控えて五月は何かとスケジュールが入っている。在宅療養支援診療所に興味を持ってくれた看護師さんやヘルパーさん、建築士や町会議員まで集めて勉強会をやる予定があったし、製薬会社の人からも社内説明会を数箇所で開いてほしいと頼まれていた。出かけないわけにはいかない。

そこで顔見知りの理学療法士さんに相談し、がんセンターの車椅子を貸し出してもらうことにした。

「車椅子用のマットと、長さが調節できる杖もあったほうが便利ですよ」

彼女はそう言うと、リハビリ室からマットと二本の杖を持ってきてくれた。ありがたい。リハビリ施設がある病院に勤めていて本当によかったなあ。

車椅子に乗るのは初めての経験である。座ってさえいれば痛みは出ないし、上半身には何も問題ないので、こんなに元気な自分が乗っていいものかと最初はちょっと違和感があった。ところが乗り始めて数日で〝上半身には何も問題ない〟なんてことも言えなくなってしまった。肩・腕・胸すべての筋肉が悲鳴をあげたのだ。それもそのはず、前日までの日常生活でほとんど使ってなかったヤワな筋肉が総動員されたのだから。でもとにかく、こがなければ車椅子は進まない。これに乗っている間は、腕力＝脚力なのだ。よーし、マッチョな男目指してがんばるぞ！

こうして筋肉痛に悩まされつつも、ぼくは車椅子であちこち出歩き始めた。足腰以外どこも悪いところはないのだ。家にじっとしてなんかいられない。明子先生には怒られそうだけど、「大事をとって車椅子で生活してるんだから、これでも安静だ！」と勝手な理屈をひねり出した。タクシーの運転手さんに頼めば車椅子をトランクに入れて運んでもらえるし、杖を併用すれば自分の車で運転することもできる。毎日かなりの距離を車椅子で移動した。そうこうするうち筋肉痛もおさまり、少しずつ肩や腕に筋力がついてきたのか、車椅子をこぐのが、俄然楽になってきた。こぎ方のコツをつかんだせいもあるだろう。

慣れてくると、いろんなことがわかってくる。大理石やリノリュウムなどの滑らかで平らな床は車椅子にとって最高。革の手袋をした手でこぐと、まるでパラリンピックの選手になった気分でスピード感に浸れる。その次に楽なのは、普通のアスファルトの道。多少ガタガタするけれども、平らな場所なら問題なく進むことができる。

しかし、ふだん何げなく歩いているときには気づかない微妙な傾斜が、車椅子だととても気になるのだ。たとえば車道から歩道に移る際、段差をなくしてあるのはいいが、思ったより傾斜がきつくて上るのに難儀してしまう。段差についてはたとえ二、三センチのものでも、乗り越えるのがけっこう大変だった。点字ブロックをまたぐのも厄介だ。また、じゅうたんが敷き詰められたホテルのロビーなども、歩くぶんには踏み心地がよくて言うことないのだが、車椅子だと進むのにひと苦労する。

一番困ったのは、押し引きによって開閉する扉への出入り。片手でドアを押したり引いたりしながらもう一方の手で車椅子をこぐと、思った方向へ進めないのである。通過しないうちにドアが閉まってしまい、四苦八苦したことが何度もある。

ある建物では、一番目立つ正面階段の脇にスロープがあるにもかかわらず、歩道からそのスロープへ行く場所に段差があった。これでは何にもならない。エレベーターを待つ場所が狭くて車椅子を回転させられなかったり、行き先階のボタンが高い位置にしかなかったりして、人の手を煩わせなければいけないこともあった。大がかりな改造などしなくても、ほんのちょっとだけ工夫してもらえば、車椅子でも問題ないのになあ……と何度思ったことか。

このように車椅子だと、どうしてもほかの人に助けてもらう場面が出てくる。だけど、不自由な中でもなるべく自分でできることは自分でやりたいものだ。そこのところを理解したうえで、急な坂を上るときやじゅうたんの床を進むときに押してもらったり、ドアが閉まらないよう押さえてもらったり、ピンポイント的な手助けをしていただけると本当にうれしい。

しかしこれは、自分がその立場になって初めてわかったことばかりである。日本ではまだ、障害のある人々が街へ出るようになってから日が浅い。ぼくを含めた一般の人々は、手伝ってあげたくても何をしていいかわからないというのが現状ではないだろうか。実際ぼくが街で困っていたときだって、助けてくれた人もいたが、見て見ぬふりをする人や当惑顔で通り過ぎる人もたくさんいた。

車椅子の人間を自然にさりげなくサポートするというのは、あんがい高度な技術なのかもしれない。

霧ヶ峰から帰ってきたら……

さて、こうしてケガする前と変わりないくらい精力的に動き回っていたぼくは、体調良好なのをいいことに遠出の計画を立てた。五月の第三週末に長野県の霧ヶ峰で「日本訓練ジーガー競技会」が開催されることになっている。シェパード犬の訓練競技会としては、日本で一番大きな大会だ。ちなみにジーガーとはドイツ語で「勝利者」の意味である。これに愛犬ウルフの母親ベルが出場するのだ。

ベルは現在栃木県の嘱託警察犬をしているため、我が家にいないことが多い。生まれて半年ほどたったとき、しつけのため佐野市にある「犬の学校シマダ」で訓練士の島田薫さんに預けたところ、物覚えがよかったようでどんどんステップアップしていった。二〇〇五年のジーガー競技会と警察犬の全国大会で一位になった話は、前著に書いたとおりである。

今年はどうなるんだろう？　ベルは連覇できるかな？　信州は遠いけれど、ぜひとも競技会の様子をこの目で見たい……。そう思って島田さんに相談したところ、「伊勢崎から高速に乗ればそのまま諏訪まで行けるから、距離は遠くてもそれほど負担にならないと思いますよ」との話だった。さらに、妻の言葉がぼくの背中を押してくれた。

「家にいても気になってしょうがないでしょう。体調もいいようだし、途中で何回か休憩を取りながら霧ヶ峰まで行ってきたら？」

というわけでホテルを予約し、競技会前日に信州へと出発したのである。

五月十九日。天気もよく道もすいていたため、何の苦労もなく霧ヶ峰に着くことができた。ホテルがある山の上は地名のとおり霧に覆われ、五月とはいえど肌寒い。部屋をストーブで暖めておいてくれたご主人の心遣いが身にしみる。全国から百三十頭を超えるシェパードがここ霧ヶ峰に集まっているため、あちこちから犬の鳴き声が聞こえてきた。

ひと晩ゆっくりやすんで長旅の疲れを癒したあと、翌日競技会の会場へ。コンマ何点という僅差で勝敗が決まる得点競技なので、わずかなミスも許されない。ぼくに気づいてベルの集中力が乱れてはまずいと思い、車の中からこっそり見学した。

「選別」（五枚のガーゼの中から犯人のにおいがついた一枚を当てるというもの）の競技の途中から雨になってしまった。何頭もの犬が失敗して脱落する中、ベルは雨をものともせず三回トライしてすべて成功。「服従」の競技では島田さんの号令にピタリと合わせ、「犯人追跡」や「足跡追及」といったほかの競技でも素人目にわかるようなミスは一つもなく、ぼくの〝親バカ〟を差し引いても完璧な警察犬ぶりだった。

こうした競技は二日間にわたっておこなわれる。五月二十一日、すべてが終わったあとホテルの部屋へ帰ってくつろいでいると、夕方になって島田さんが息を弾ませながら飛び込んできた。ごくりとつばをのみ、興奮を抑えきれないように言う。

「やりましたよ、渡辺さん！　ベル今年も優勝です！　いやー、渡辺さんが幸運を運んできてくれたようですよ」

これで島田さんは日本訓練ジーガー競技会通算八回優勝となり、訓練士としてはトップにタイというすばらしい記録を打ち立てたのである。ぼくも我が事のようにうれしかった。さっそく閉会式の会場へ向かう。久しぶりの対面で大はしゃぎのベルを囲み、みんなで記念写真を撮った。そして、犬の訓練に携わるオーナーにとっては憧れの優勝旗や賞状や楯といった〝戦利品〟を車に積み込み、意気揚々と栃木へ戻ったのである。

ところが霧ヶ峰から帰った次の日、恐ろしい試練がぼくを待ち受けていたのだ。

五月二十三日、火曜日。

朝起きたとたん、それまでとは明らかに違う症状が襲いかかった。座った状態ならまったく感じなかった腰の鈍痛が、どんな姿勢をとっても消えなくなったのである。それに加え、ビリビリとしびれるような痛みが腰から右脚にかけて広がり始めた。腰椎のずれがさらに進行してしまったのかもしれない。

これはまずいと思い、とりあえず家にあった普通の消炎鎮痛剤をのんでみたが、いっこうに効かないどころかますます痛みがひどくなっていく。次に、もっと強力な坐薬の鎮痛剤を試してみた。これは以前尿管結石で入院した際、痛み止めに使っていたものだ。ところがこれもまったくダメ。さすがのぼくも、ここへ来てゾッとしてしまった。

「頼みの綱の坐薬が効かないとなると……これでもっと痛くなったら大変だぞ。いったいどうなるんだ……」

恐れていた予感は的中し、痛みは時間を追うにつれてさらに耐え難いものになっていった。話をすることはもちろん、目も開けていられないほどの痛さ。鈍痛どころではなく、まさしく激痛である。

痛みが全身に響き渡っている感じで、もういったいどこが痛いんだかもよくわからなくなってきた。「痛くて七転八倒する」という言い回しがあるが、とても七転八倒なんかできたもんじゃない。身動きすらままならないのだ。息をするのがやっとという状態で、時間だけが刻々と過ぎていく。

「う、ううう、うう……」

うめき声ともうなり声ともつかない不気味な音を発しながら、もうろうとした頭でぼくは考えた。こんな痛みを抱えたまま、手術の日まで待つなんてどう考えても無理だ。明日の朝まではおろか、一時間だって耐えられない。こうなったらもう、残された選択肢は限られているんじゃないか……。

ふと気配を感じ、痛さをこらえて薄目を開けてみると、心配そうな顔でこちらをのぞき込んでいる妻と目が合った。

「つ、角田先生に、電話……」

やっとのことでそれだけ言い、がんセンターの角田先生を呼び出してもらう。事情を知った角田先生の見解は、次の言葉だった。

「こうなったらもう、**モルヒネ**しかないね」

ぼくの考えていたことと同じだ。痛みのケアを専門とする二人が同じ結論を出したのである。

モルヒネ——その多くは本来なら、がんに対する痛みに対してのみ出すことが許可される薬だ。しかも、特別な免許を持った医師だけしか処方することができない。それはなぜか。ひとえに、モルヒネが**麻薬**だからである。乱用されるのを防ぐため、これほど厳しく規制されているのだ。

しかしその中で唯一「**塩酸モルヒネ**」という薬だけは、がん以外の激しい痛みに使うことができるとされている。そしてこのときのぼくの痛みには、もはやモルヒネしか道が残されていなかった。

動けないぼくの代わりに妻ががんセンターまで車を走らせ、処方箋を取りに行ってくれた。角田先生は一日六回服用できるぶんの薬を出すと言ってくれた。塩酸モルヒネは速やかに効くのが特長だが、その半面、効きめが続くのは四、五時間と短い。だから持続する痛みの場合には一日五、六回ものまなくちゃいけないのだ。不安はあるけれど、そんなこと言っちゃいられん。一刻も早くこの痛みを何とかしないと、トイレにも行けないしものを考えることもできない。

ぼくはベッドの上で脂汗を流しながらエビのように丸まったまま、ひたすら妻の帰りを待った。

モルヒネは神様からの贈り物

そして数十分後、薬局で受け取った大きな袋を持って妻が戻ってきた。

机の上に中身をすべて出してみる。そこには角田先生の言ったとおり、十分な量の塩酸モルヒネがあった。それに加えて、**副作用**を緩和する数種類の薬も入っていた。モルヒネは普通の消炎鎮痛剤と働き方がまったく異なるため、胃の粘膜を傷めるような副作用は出ない。その代わりといってはなんだが、吐き気や便秘や眠気などが起こる。ぼくも角田先生もモルヒネの作用の仕方や副作用の出方、その対処法は熟知していた。だから今回もモルヒネと一緒に吐き気止めや下剤を出してもらったのだ。

ぼくは薬の入ったシートを破り、見慣れた塩酸モルヒネ一〇ミリグラムの小さな錠剤を手のひらに押し出した。

痛い。痛くて死にそうだ。早くのまなくては——そう思いながら、しばらく錠剤を手に載せたままじっと見つめていた。数分ほどもそうしていただろうか。さまざまな思いが頭を駆けめぐる。あれほどこの薬を待ち焦がれていたのに、痛みで目を開けているのもつらいのに、なぜいまためらうのだろう。

緩和ケアを専門とするぼくにとって、モルヒネはもっとも使い慣れた薬である。これまで何百人という患者さんに処方してきた。中にはいくら懇切丁寧に話をしても「どんなに痛くたって我慢します。麻薬だけはのみたくありません」と抵抗する人がいたが、そんなときはいつも、「痛みを和らげる目的で使用するなら、決して怖い薬じゃないんですよ。**依存症**にもならないし、まして精神がおかしくなるようなことは絶対起こりません」と教科書どおりの説明をしてきた。それはもちろん、モルヒネの専門知識に加え、何百人という患者さんを見て効果を確認してきた経験があるからである。

そのぼくが、医師ではなく患者の立場となってモルヒネを前にしたとき、なぜためらったのか？　正直に告白しよう。怖かったのだ――のんだことのない麻薬をのんで、なるはずもない依存症になることが。矛盾も甚だしいと人は言うだろう。もしぼくが逆の立場なら、モルヒネ服用をためらう緩和ケア医なんて半人前だと笑い飛ばしたに違いない。

「いまある中で一番強力な消炎鎮痛剤でもコントロールできない痛みなら、もうモルヒネしかない。依存症にならないってことは、おまえが一番よく知ってるじゃないか」

そう自分に言い聞かせるのだが、頭では理解していても、心の中には（ホントに大丈夫？）

と問いかけるもう一人の自分がいる。専門家ですらこれなのだ。何も知識を持たない一般の人がモルヒネに対して抵抗感を抱くのは無理もない。もしかしたら日本人のＤＮＡの中に、何かモルヒネを怖がる性質が埋め込まれているのかもしれない。

結局十分以上も手のひらの錠剤とにらめっこしたあげく、えーい、ままよと口に入れた。苦いのを知っているから、多めの水で一気に胃へ流し込む。

「あーあ、ついにのんじゃった……。こうなったらもう、どうにでもなれ！」

半ばやけくそになり、開き直ってベッドに寝ころんだ。そのまま十五分くらいたっただろうか。あれほど耐え難かった痛みがいつの間にか消えている。腰の激痛も、右脚への放散するような痛みも。気がつくと、普通に目を開けて話ができる状態になっていた。そしてタイムマシンでゆうべの時点へ戻ったように、前かがみでなら歩くこともできるまでに症状が和らいだのである。

ぼくは信じられない思いで、塩酸モルヒネの小さな粒をあらためて見つめた。「どんなに痛くたって麻薬だけはのみたくない」と抵抗した患者さんの気持ちが身にしみてわかる。しかし、ひとたび痛みから解放される経験をすると、なぜ土壇場であれほどジタバタしたのか不思議な気がした。いやー、恥ずかしい。

痛みを忘れられるこの感覚はおそらく、がんの痛みと闘う患者さんがモルヒネで得られるものと同じだろう。それは本当に特別な喜びとありがたみにあふれた感覚であった。とてもひと言ではあらわせないけれど、あえて言えば〝地獄から天国へ〟という感じだろうか。

そう、このときぼくは心から思った——モルヒネは天の神様からの贈り物だと。

毎年初夏になると我が家の庭には紅いケシの花が咲き乱れる。種をまいたわけでもないのにいつもこの時期に花を咲かせ、あでやかな姿で庭を彩ってくれるのだ。これも神様からのギフトかと目を楽しませつつ、そっとつぶやいた。

「おまえの仲間がぼくを救ってくれたよ。ありがとう……」

いよいよ手術!

六月五日。モルヒネをのみ始めて二週間、すっかり体が慣れて副作用もおさまってきたところで、いよいよ生まれて初めての手術に臨む運びとなった。

ぼくは自慢じゃないが、二十代のころから数えて三回も獨協医大に入院したことがある。最初は大学五年生のとき、二回目は研修医時代、三回目は脳神経外科専門医試験の直前だ。しかしいずれも突発的な緊急入院だったため、病室をすみずみまで眺めるような心の余裕はまったくなかった。今回は術前検査の都合上、手術の二日前に入院と決まっている。事前に部屋をしっかりチェックできるぞ。そう思い、興味津々で出かけていった。

脳神経外科病棟は満室だったため、隣の消化器内科病棟へ入院することに。トイレとシャワーの付いた個室だ。ちょっと値段は張るけれど、広いし明るいし景色はいいし、なかなか居心地よさそうな部屋である。

さっそく妻に手伝ってもらって荷物を解き、パジャマに着替えて車椅子で検査室へ向かった。手術をするにあたって、事前にレントゲンとＭＲＩを撮らなくてはならないのだ。がんセンターでは痛みをこらえて短時間でＭＲＩ撮影をすませてしまったため、正確な情報が得られなかったからね。

検査室に入ると、以前ぼくが勤めていたころから知り合いの技師さんがたくさんいて安心できた。手で膝を抱えるような格好になり、検査開始。仰向けにさえならなければ大丈夫かと思っていたが、始まって数分もたたないうちに痛みが出始めてしまった。いったん外へ出してもらい、マットを入れたり体勢を変えたりしてやり直し。

だがやっぱり痛みはだんだんひどくなってくる。ここで我慢しなきゃいつまでたっても終わらないと思い、覚悟を決めて歯を食いしばった。最初の撮影が三分で終わりホッとしたのもつかの間、「次は二分です」とヘッドホンから技師さんの声がする。ううう。必死にこらえて二分たったかと思うと、間髪入れずに「次は三分半です」と非情なるお告げ。いいいい痛い痛い痛い痛い痛い！　それが終わると「今度は三分です」……。技師さんたちはものすごい手際のよさで四条件の撮影をわずか十五分ですませてくれたのだが、検査が終わるとぼくは脂汗びっしょりになっていた。

「渡辺先生、終わりました。ちゃんと撮れているかどうか確認しますので、そのましばらくお待ちください」

その言葉を聞いた瞬間、我慢の糸が「ブッン！」と音をたてて切れた。ギブアップ。ブザーをこれでもかというほど何度も何度も押して、なりふり構わず技師さんに泣きつく。

「もうダメ！　もうあと一分だってダメ！　お願いだから出して！　ちゃんと撮れてなくたって、もう我慢できないよ！」

こんなにつらい検査は生まれて初めてだ。それでも大変な思いをした甲斐があって、椎間板ヘルニアと腰椎すべり症をはっきりと画像でとらえることができた。第四腰椎と第五腰椎の間が、右足を踏み込んだときの方向へ飛び出している。やはりあのアクシデントが原因だったのだ。これでようやく神経学的所見と画像の所見が一致し、手術の方針が明確となったわけである。

やれやれという思いで病室へ戻った。そこへ看護師さんが入ってくる。

「担当の△△です。よろしくお願いします」

「渡辺です。こちらこそよろしく」

「モルヒネまでのんだなんて、本当に大変だったんですね。痛みの経過がどんなふうだったか、最初からお話しいただけますか?」

彼女はベッド脇にしゃがむと、ぼくと同じ視線できちんと話を聞いてくれた。患者ケアのプロという姿勢が感じられ、痛いのも忘れてすがすがしい気分になった。

ところがその後しばらくして入ってきた脳神経外科の担当医と、ぼくはひと悶着起こしてしまう。その医者はベッドから離れた場所に突っ立ったまま、まずいきなりこう言い放ったのだ。

「モルヒネなんか使ったんですって? いけませんね。モルヒネは腰椎すべり症の痛みに使うような薬じゃないですよ」

正直、ムカッとした。苦しみに耐えながらやっと見つけた自分なりの解決法を、どうして頭ごなしにこいつに非難されなくちゃならんのだ。痛みの緩和に関しては、おそらくぼくのほうがずっと詳しい。モルヒネはこんな痛みに使うような薬じゃない、だと?

「それでは先生におうかがいします。腰椎すべり症の痛みにはどんな薬を使えばいいとお考えなのですか?」

ぼくはそうとう意地の悪い顔で質問したのだろう。主治医は少しひるみながら答えた。

「そ、そうですね、**インドメタシン**とか……」

インドメタシンだって？　そんなの一番初めに試したよ！　それはもっとも初期段階の鎮痛剤じゃないか。ふざけんなー!!

その日の夕方、意を決したぼくは金教授と件《くだん》の担当医に病室まで来てもらい、二人の前で申し出た。

「金先生、私はこの人と信頼関係を築く自信がありませんので、担当を代えてください」

かたわらで聞いていた妻が、（あーあ、言っちゃった……）とあきらめ顔。ぼくは構わず、さらに続けた。

「痛みの緩和に対する知識が足りないという問題以上に、患者の気持ちを理解することのできない先生だと思います。モルヒネを使わざるを得ないほどのつらい思いを想像する感性のない人に、術後何を訴えても対処してもらえないでしょう」

……とまあ、こんな経緯があって担当医を代えてもらったわけです。しかしこれは決して単なる我がままではない。一般の患者さんがぼくと同じような気持ちになったとしても、担当を代えてくれとはなかなか言えないだろう。結果、患者の本音を知ることのない不感症の医者ばかりになってしまうのだ。だからぼくが、いわば患者側の立場を代弁して、医者としての立場の彼に苦言を呈した次第である。

さてそうこうするうち、六月七日手術当日となった。静脈に血栓ができるのを予防するストッキングをはき、T字帯というふんどしみたいな下着をつけ、グリーンの手術着に着替えて車椅子で出発だ。手術するほうは何度もやっているけれど、自分の体にメスが入るとなると、やっぱりかなりドキドキしてしまう。笑わないでください、医者だってこんなもんです。

メガネを外して妻に預け、手術室へと入った。六年前まで自分が働いていた〃戦場〃である。見覚えのある看護師さんや先生たちがいる。その中に後輩の麻酔科医・山口重樹先生の顔があった。彼は現在、ぼくが一九九八年に立ち上げた「獨協医大・緩和ケアを考える会」の責任者を務めてくれている。緩和ケアの会議などでもときどき会う頼もしい存在だ。ぼくはあらかじめデジタルカメラを山口先生に渡し、手術の様子を撮っておいてくれるよう頼んであったのだ。

「渡辺先生、注射します」

山口先生はそう言うと、ぼくの手首に手際よく太い針を刺して静脈ラインを確保する。「はい、眠くなりますよ……」と言われたとたん、世界からすべてが消え、時間が止まり、何もわからなくなった。どこか深い深い場所へ連れていかれ、気がついたときには何もかも終わっていた。

「……先生……渡辺先生……」

確かに声は聞こえるのだが、反応するのがおっくうで仕方ない。このままずっと深い深い場所でまどろんでいたいのだ。そういえば、入院時に渡された「手術を受ける方へ」というしおりに〈手術が終わったらお名前を呼びますので、聞こえたら必ず返事をしてください〉と書いてあったっけ……。ちゃんと聞こえてるよ、大丈夫……。心の中でそう唱えつつ、眠くて返事ができないまましばらく時間が過ぎた。するとそのとき。

「渡辺先生、大好きな○○さんが来ましたよ！」

山口先生が耳元でぼくのお気に入りの看護師さんの名前を出し、続けてこう言った。

「あっ、いまニヤッと鼻の下が伸びたからちゃんと聞こえてる、大丈夫だ！」

というわけで、ブキミな薄笑いを浮かべ半眼で横たわったぼくと、その隣で爽やかな笑顔を見せる○○さんのツーショットが、何枚もの手術中の写真とともに証拠として残されたのである。一本取られた。

それにしても、とにかく一瞬のように感じられた手術だった。しかしあとから看護師さんに聞いたところでは、六時間半にも及んだという。

今回のは皮膚を切る範囲を最小限にしておこなう「低侵襲手術」と呼ばれるもので、金教授にとっても初めてのやり方だったらしい。まず背中の真ん中を十五センチくらい切って脊椎に達し、右側に飛び出した椎間板を取り除く。次に脚を引っ張り、ずれた腰椎を本来の位置に戻す。その後、上下の腰椎同士が蝶番《ちょうつがい》のようになっている関節の機能を残すため、背骨の両側におよそ五センチずつメスを入れ、整復された関節にドリルを打ち込む。これらすべてを、ナビゲーションシステムという画面を使っておこなうのである。両側の切り口から棒を入れていまどこを手術しているか調べたり、レントゲンを撮ったりしながら手術を進めるという、いわば最先端の手術法だ。術後の回復を考えると、傷が小さくてすむのは患者にとって何よりである。

こうして生まれて初めての手術が無事成功裡に終わった。家族や両親が安心して病室をあとにしたのち、麻酔から完全に覚めたときはすでに深夜になっていた。

患者になってわかったこと

目が覚めて最初は、自分の体がどういう状態になっているのかよくわからなかった。何だかとにかく、足腰のみならず全身くまなく痛い。おまけにがんじがらめで、寝返りはおろか身動きするのもままならない感じなのだ。

冷静になって考えてみれば、原因は明らかである。手術した背中の傷からにじみ出てくる血液を流し出すためのドレーン、腕の静脈には点滴のルート、胸にはモルヒネの皮下注射、膀胱には排尿用のフォーリーカテーテル、そして酸素マスクと、合計五本もの管が体のあちこちにくっついているのだ。それに加え、六時間半もうつぶせのまま手術台にいたので胸が痛い。左脚のしびれもある。これは外側大腿皮神経という脚の表面に近いところを走る神経が、手術中に体の重みで圧迫されたためだ。

こうした痛みは当然、全部手術前に予想されていた。だが残念ながら、これらの主に炎症に伴う痛みにはモルヒネはあまり効かない。そこで、モルヒネのほうはそれまでの内服量に相当する量を胸への皮下注射とし、それとは別に消炎鎮痛剤を六時間おきに点滴するという痛み対策を山口先生と話し合っておいた。消炎鎮痛剤は胃の粘膜を傷めることに加え、投与量に応じて効果が強まるわけではないため、一定の時間をあけて使わなければならない。

プロの麻酔科医とじっくり相談し、自分でも十分に納得して痛み対策を決めたのだし、痛みが出る理屈もよくわかっている。しかし、しかしである。わかっていてもやっぱり痛いのだ。誰に何と言われても痛いものは痛い。そして、痛いのはつらい。もうそこには理屈もへったくれもありはしない。

とはいうものの、ダダをこねても痛いのは治らん。一人悶々と耐え、身動きもできず横たわっていた。こうなると、夜勤の看護師さんの巡視が待ち遠しくて仕方ない。二時間おきに登場するその姿が何と神々しく見えたことか……まさに白衣の天使だね。天使はぼくが少しでも楽に寝られるようにと、枕を背中にあてがったり足の間や腕の下に入れたり、落ち着く姿勢が見つかるまで根気よく付き合ってくれた。

「ああでもないこうでもないと、我がままな患者だね。いろいろ注文が多くてごめんね」

ぼくの言葉に、天使は優しくほほ笑みながら答える。

「大丈夫ですよ。手術を受けた患者さんは皆さん同じですから」

そう、医者も手術を受けて入院すれば一人の無力な患者である。いや、なまじ理屈がわかっているだけに、単なる無力な患者よりも往生際が悪くて厄介かもしれないな。

朝になり、まずは脳神経外科の主治医の指示で酸素マスクが外れて、少しだけ解放された。次に膀胱のフォーリーカテーテルを抜く。フォーリーカテーテルというのは、先端に直径3センチくらいの風船（バルーン）がついたゴムの管である。根元の注入口より注射器で水を入れてバルーンをふくらませ、カテーテルが膀胱から抜けないように固定するのだ。ところがカテーテルを抜くときは細い尿道を通過するわけだから、このバルーンが少しでもふくらんだ状態だと、ものすごく痛い思いをする。何たってビンカンな部分だからね。

ぼくの我がままに付き合ってくれた白衣の天使はまだ新米らしく、ちょっとぎこちない手つきで「じゃ、カテーテルを抜きますね」と作業を始める。

「ちょっと待った！　あのさ、バルーンの水をちゃんと抜いてくれた？」

「はい、抜きました」

「思いっきり陰圧かけて抜いた？」

「はい、目いっぱい抜きましたよ。それでは行きます」

天使はおそるおそるカテーテルを抜き始めた。おおおお〜〜〜！　予想をはるかに超えた痛みが走る！

「いい、いてててててて！」

するとぼくの断末魔の叫びを聞いた天使がなんと、手を止めてしまったではないか。

「あーっダメダメ、そこで止めちゃ！　さ、最後まで抜いちゃって！」

……やれやれ、どうにか管が抜けてひと安心。と言いたいところだが、このあとが大変だった。数日間ずっと血の混じったオシッコが出てきて、排尿のたび激痛に苦しめられた。ただし天使の名誉のために言うと、カテーテルの抜き方が悪かったわけじゃない。フォーリーカテーテルは、手術をおこなうチームの中で一番若手の医師が挿入する慣わしになっているのだ。おそらくそのときすでに尿道の粘膜を傷つけられていたのだろう。ぼくは前立腺肥大ぎみなので、管がなかなか膀胱に入らなかったのかもしれない。

ぼく自身まだ若手のころ、手術前の患者さんにフォーリーカテーテルを挿入したことがある。麻酔のかかった患者さんに文句を言われることもないため、多少入りにくくても強引に入れてしまっていた。早く手術に取りかかりたいから、というのが医者側の理屈だ。そして、麻酔が覚めたあと患者さんにどんな苦痛を味わわせることになるか、その事実が医者にフィードバックされることはない。今回の手術体験では、そうした医者側と患者側の意識のズレをことごとく思い知らされることになった。

さて、五本の管のうち二本が抜け、体の自由度がアップして気分もよくなってきた。そこへタイミングよく朝食のアナウンス。メニューはひと口サイズのサンドイッチと牛乳だ。おなかはすいているものの、まだ一人では身動きできないので、優しい天使の手で食べさせてもらう。ありがたいねぇ。

食事がすむと、脳神経外科の回診である。金教授以下、顔見知りのスタッフがおそろいでやってきた。

「どうですか、調子は？　ドレーンはすぐ抜くからね。今日からもう歩いていいよ」

「金先生、歩いていいと言われても、胸の痛みと左脚のしびれが強くてとても動けそうもないんですが……」

「六時間半もうつぶせになっていたからね。腰椎のすべりを元に戻そうとかなり引っ張ったし。胸の痛みも左脚のしびれも、圧迫されていたことが原因だからじき治るよ。そうならないように気を配ってはいたんだけど、悪かったね。ところで、前からあった腰の痛みと右足のL4の症状はどうだい？」

「ゆうべ目が覚めた時点で、L4の症状はなくなっていましたね。逆に左脚がしびれていたので、それまで使えなかった右足の指でかけ布団のズレを直したくらいですから。腰は、いまは傷の痛みがあるのではっきりしませんが、以前のような激しい痛みは感じません」

ぼくの答えを聞いて、金教授は満足げに病室をあとにした。

その後傷口のドレーンが抜け、夕方には抗生物質の点滴も抜け、ようやくすべての薬が内服でOKになった。腰の激痛と右脚の神経性疼痛《とうつう》がなくなったので、本来ならモルヒネももう必要ないのだが、急にやめてしまうとまた副作用が出るため、少しずつ投与量を減らしていって数日後に中止した。

体からすべての管が取り去られたときの爽快さは、たとえようもない。人間らしさを再び取り戻したような気分になれる。今後医師として患者さんに、絶対必要なもの以外は極力コードやチューブをつけないようにしようと心に誓った。

術後の経過は順調だった。金教授の言ったとおりしばらくすると胸の痛みも左脚のしびれも和らぎ、傷口の痛みも徐々に薄れた。手術から三日目にはシャワーの許可も出る。これは実は意外だった。ぼくが手術をしていたころ、抜糸するまで傷口を洗ってはいけないというのが外科の常識だったからである。いまじゃ、表層の皮膚は数日で癒着するのでシャワーを浴びても差し支えないそうだ。

少しずつ回復するにつれ、ぼくは自分の全身状態をはっきりと把握できるようになった。あれほど悩ませられた腰と右脚の痛みは、きれいさっぱりなくなっている。また驚いたことに、それまで数年間も続いていたあの坐骨神経痛がすっかり消えているのだ。あれはもしかして、今回の腰椎すべり症の前ぶれだったのかもしれない。ちょうど大地震の前に来る余震のように。

手術翌日から歩いていいと金教授に言われたので、車椅子ではなく歩行器で移動してみた。しかしさすがに一カ月も使ってなかったぼくの足、ほとんど力が入らない。おまけに、夜になると何とも言えない疲労感というか足のだるさで眠れなくなった。やっぱりちゃんとしたリハビリが必要だと悟り、あきらめて当分の間は車椅子を使うことにした。

がんが進行すると体中のタンパク質が少なくなって筋肉がやせ細るため、ひどい疲労感を訴える患者さんが多い。おそらくぼくが経験したようなだるさを全身に覚えるのだろう。さぞつらいだろうな……。しかしこれからは、ぼくもいままで以上にそのつらさに共感することができるかもしれない。

それにしても今回、患者の立場になって初めてわかったことが山ほどある。中でも痛感したのは、麻酔が完全に覚めたあとの大変さである。

これは単なる傷の痛みなんかを言っているんじゃない。手術自体が問題なく終わっても、術後の状態から回復していく際に体はものすごく消耗する。食事、排泄、身づくろいなどがすべて自分の力で元どおりできるようになるまで、どれほどの体力と時間を要するだろう。若ければあまり問題ないかもしれないが、年を取ったらかなりの負担に違いない。脳神経外科の若造だったころ、手術をためらう高齢の患者さんや家族の方に向かい、「手術なんて眠っているあいだに終わりますから、何も心配いりませんよ」などと軽々しく言っていた自分の無神経さが悔やまれる。

問題は手術そのものでなく、手術が終わってからなのだ。それがわかっただけでも、ぼくにとっては大きな収穫だった。

思いがけない見舞い客

さて、傷が癒えて薬がいらなくなると人間ゲンキンなもので、そろそろ入院生活にも飽きてきた。起床も消灯もすべて時間で決められていて制約は多いし、検温だ血圧だとやたら検査されるし、何より退屈でたまらん。本を読んだりテレビを見たりするのも、長時間同じ姿勢になるので疲れる。もともとじっとしているのが苦手な性分なのだ。しまいには、意味もなく部屋の中をウロウロするようになってしまった。まるで、泳ぐのをやめると死ぬと言われるサメみたいなもんだ。

そんなぼくにとって、格好の退屈しのぎとなるイベントがあった。イアン・マドックス博士という著名な方が獨協医大に講演に来られたのだ。この講演会にはちょっと長い前置きがある。

ぼくはかねてより、国内外の緩和ケア施設で学んだことやがんセンターでの臨床経験を、大学を卒業したばかりの後輩たちに伝えたいと考えてきた。また、大学病院の患者さんたちにも実際に緩和ケアを提供するシステムを導入したいと思っていた。しかし獨協医大の病院長と何度か話をするうち、一個人の希望を大学という大きな組織の中で実現するには困難が多すぎると知って、無力感にさいなまれた。

前著を読んでくださった方はおわかりだろうが、ぼくは悩みを一人で抱えていることができない性分である。そこでこの無力感を誰かに伝えたくて、海外研修で知り合った緩和ケア専門医の人々へ手当たりしだいに〝愚痴メール〟を送った。とりあえず聞いてもらえればばいいや……というつもりだったのだが、予想を上回る反応が返ってきた。緩和ケア教育の重要性についてめんめんと綴った手紙を病院長へ直接送ってくれた人もいる。

そんな中に、オーストラリアのフリンダース大学医学部名誉教授であるイアン・マドックス博士がいたのである。

とはいえ、ぼくがマドックス博士と会ったのはそれまでに一度きり。三年ほど前、ソウルでおこなわれた国際学会の会場で友人の大学教授に紹介してもらい、少し言葉を交わしただけだ。緩和ケアに携わる人々の例にもれず、彼もまた穏やかな笑顔で、ぼくの話に真剣に耳を傾けてくれた。それ以降メールのやり取りが始まり、いつしか「イアン」「クニ」とファーストネームで呼び合うようになっていたのである。

イアンはぼくの〝愚痴メール〟を読んで、こんな申し出をしてくれた。

「今度学会で日本へ行くから、そのときクニの言う獨協医大に寄って、緩和ケアに関する講演をしてあげるよ」

これにはびっくり。まさか、たった一度しか会ったことのない若造の悩みにこれほど真剣に答えてくれるとは。困っている人がいたら、いまの自分にできる形で手を差し伸べる――これぞまさにホスピスマインドである。ぼくは大きな感銘を受けた。

ところが、イアンとの打ち合わせが進む中で今回のアクシデントが起こってしまったのである。一時はどうなるかと思ったが、「獨協医大・緩和ケアを考える会」と山口先生所属の麻酔科の全面協力のおかげで、無事六月十二日に講演会実施の運びとあいなった。

講演会当日は期待と緊張でワクワクしながら、開催時間を待っていた。すると病室のドアにノックの音がする。山口先生だ。

「具合はいかがですか、渡辺先生」

「あれっ、もう呼びに来てくれたの？　マドックス先生の講演が始まるのはまだあと一時間以上先でしょ」

「そうなんですけどね、ちょっとお客様をお連れしました」

山口先生の後ろから病室へ入ってきたのは、大きな花束を抱えた老紳士——イアン・マドックス博士その人である。初めてお目にかかる奥さんも一緒だ。まさか病室へお見舞いにまで来てくれるとは思わなかったので、本当に感激した。

イアンはベッドの足元に腰を下ろし、ぼくの病状や術後の経過を案じていろいろ問いかけてくれた。そして日本の緩和ケアの現状や獨協医大の歴史など、二人でひとしきり話をしておよそ三年ぶりの再会を楽しんだ。その後しばらくして講演会本番。ぼくはパジャマ姿に車椅子といういでたちで参加し、講演に先立って聴衆の人々にイアンを紹介した。医療関係者をはじめ学生や一般の方などが予想以上に集まり、立ち見の人まで出て、大盛況のうちに会は終了したのである。

ところでこの講演会を準備するにあたり、事前にイアンのことを調べていたぼくは仰天してしまった。なんとイアン・マドックス博士は、平和を考える医療者の組織「核戦争防止国際医師会議（International Physicians for the Prevention of Nuclear War）」の代表であり、一九八五年にノーベル平和賞を受賞しているではないか！　ひええ〜〜〜。そんな偉い方とも知らず、「イアン、イアン」と気軽に接していたぼく……。げに無知とは恐ろしいものである。

リハビリ開始

イアンの講演会が終わったころには、ぼくはもう一日も早く病院から出たくなっていた。早く家に帰って愛犬の顔を見たい。家族や友人は面会に来られるけれど、ワンコはそうもいかないからね。ペットだって強い絆で結ばれた家族の一員だ。可愛がっていたペットと一緒に最期のときを過ごしたい患者さんが予想以上に多いことも、ぼくが在宅での医療や看取りを推進していきたい理由の一つなのである。

というわけで、主治医が退院時期について切り出すやいなや、こう頼んでみた。

「背中のクリップが取れたら、その日のうちに退院したいんですけど」

クリップというのは背中の一番大きな傷を閉じている留め具で、これを取るのが抜糸にあたる。手術後一週間目に取ると決まっているため、二日後、つまりあさってだ。担当医のＯＫをもらったあと、さっそく妻に電話する。

「あさって、傷を止めているクリップが取れたら家に帰るよ」

「ええっ？　そんなに早く退院しちゃって大丈夫なんですか？」

驚いた声が返ってきた。無理もない。以前は腰椎や脊椎のズレを直す手術といえば、傷も大きかったしガッチリ固定しなければならなかったし、少なくとも半月は入院が必要だっただろう。しかしいまではナビゲーションシステムのおかげで小さく切る手術が可能になり、術後の回復も退院も早くなったのだ。

「あなたって、体につらいことがなくなると本当にじっとしていられないのね……」

妻の苦笑が目に浮かぶ。こうして入院から十日、手術後一週間でのスピード退院となった。病院へお見舞いに行ってみたらベッドはすでにもぬけの殻だった、と数人の友達から言われた。まさかこんなに早く退院するとは思わなかったんだろうな。ごめんなさい。

でもやっぱり我が家は最高だ。裸足での生活も自分のベッドも妻の手料理も、すべてがありがたい。それにしても今回つくづくラッキーだと思ったのは、一年前の時点で家を全面的にリフォームしてあったこと。特に風呂を浅めの浴槽にして手すりをつけたり、トイレを便座の上げ下げから洗浄まで全部自動にしたりと、水回りを使いやすくしたのが大正解だった。最新の建築技術って、お年寄りや障害者に対する配慮が実にきめ細かいね。家の中でもしばらく杖が手放せないぼくにとっては大助かりだ。

ところがテレビを見ながらくつろいでいると、しだいにふくらはぎや太ももが冷えてきた。パジャマのズボンをたくし上げてみたら、何だか脚がぷるんぷるんしている。ふくらはぎの太さなんて、妻の二の腕とほとんど変わらない。すっかり筋肉が落ちてしまったのだ。ためしにメジャーで測ってみると、何と六センチも細くなっている。わずか一カ月の車椅子生活でこれほど衰えるものかとあらためて驚いた。四十代のぼくでさえこうなのだから、高齢者が病気で寝込んでしまったら、再び歩けるようになるまで本当に大変だろう。

使わなくなった筋肉が衰えることを、専門用語では「廃用性筋萎縮《はいようせいきんいしゅく》」という。早く元どおり歩けるようになりたいと気は焦るけれど、筋萎縮で細くなった筋肉はわずかな負荷で疲労してしまうため、普通に日常生活を送るだけでも筋肉痛になったりする。手術後、足のだるさで眠れなかったことを思い出し、ゆっくりやるしかないと自分に言い聞かせた。

次の日から「とちの木病院」でリハビリを受けることにした。茶道部の野点で顔なじみになった理学療法士さんたちが、運動方法を指導してくれるのである。

ボールを両脚ではさんで押したり、チューブで膝を縛って足を広げたり、平行棒につかまりながら太ももを上げ下げしたり、といったトレーニングメニューをこなす。これらのメニューを次の週までに、毎日十回ずつ三セットやるようにと宿題が出た。それでも無理なくリハビリを進めていくため、当分のあいだ家の中では杖使用、外では車椅子を使うように指示される。確かに杖なしだと、重力が三倍になったように感じられて足が進まない。言われたことを忠実に守り、毎日地道にトレーニングを続けていった。

おかげでリハビリ二回目となる次の週は動きがだいぶ滑らかになったので、杖を使って階段を上り下りする練習も始めた。三回目では、筋肉の細さやゆるみ具合はあまり変わらないものの、室内の短い距離なら杖なしでもゆっくり移動できるようになった。

このころから、近所のプールへ出かけて水中歩行も始めてみた。水の中でなら太ももを上げてうまく歩けるのだが、プールから上がると体が重くてたちまち現実に引き戻されてしまう。だが根気よく続けて徐々に距離を延ばしていき、どうにか千メートルまで歩けるようになった。毎日これだけ歩いていると、帰ったら疲れてバタンキューである。それでもトレーニングの甲斐あって、少しずつだが着実に筋力がついてくるのを実感できた。

車椅子も悪くない

神戸で緩和ケアの学会が開かれたのは、リハビリを始めて二週間が過ぎたころのことだ。ぼくがもっとも大切にしている組織、「日本ホスピス在宅ケア研究会」の主催によるものである。今回のアクシデントよりも前にわかっていたため、もちろん出席予定にしてあった。けれども、脚力がほとんど戻っていない状態で参加できるだろうか……キャンセルしようかどうしようかと、ずいぶん迷った。

しかしよく考えてみると、歩くのは駅のホームとホテルと学会会場だけ。杖を使えば何とかなるかもしれないぞ。そう思い、ものは試しといろんなところへ電話して問い合わせてみた。意外にも（失礼！）、ＪＲの対応が一番親切だった。神戸までの行程を伝えたところ、もよりの駅から新神戸駅のタクシー乗り場まで、不自由のないように駅員が車椅子リレーしてくれると言うではないか。よし、こうなったらぼくには「行く」という選択肢しか残らない。

というわけで、まだおぼつかない足取りでの長旅となった。朝、もよりのＪＲ宇都宮線・石橋駅まで妻に送ってもらう。第一関門はホームまでの階段の上り下り。ここは小さなローカル駅なので、エレベーターもエスカレーターもないのだ。両手で杖を使い、リハビリで教わったとおりに一段ずつ、ゆっくりゆっくり上っていく。途中の踊り場で一回休憩したおかげで、思ったほど疲れることなく階段を上りきれた。下りはさらに楽だった。

予定どおりの電車に乗って、小山駅へ。電話で聞いていたとおり、駅員さんが車椅子を用意してくれている。東北新幹線ホームの、列車の席に一番近い出入り口まで連れていってもらった。客室乗務員にもちゃんと連絡が入っており、東京駅に着いたらバトンタッチですぐ別の駅員さんが車椅子に乗せてくれる。

東京駅ではちょっとした探検気分が味わえた。まずスタッフ専用のエレベーターに乗って、〝秘密のルート〟といった雰囲気の地下通路へ。ここは物資の搬送などに使うらしいが、車椅子の通り道がしっかり示されているのだ。駅員さんの誘導で進んでいき、暗証番号がないと開かないエレベーターに乗り込み、ドアが開けばそこはもう東海道新幹線ホーム。再び列車の席に一番近い出入り口まで連れていってもらい、ラクラク車中の人となる。新神戸駅でも同じような待遇が受けられた。もちろん復路も同様である。

こうして無事神戸に着き、翌日はホテル用意の車椅子をタクシーに積み込んでもらって学会会場へ向かう。そこには一年ぶりに会う懐かしい顔がいっぱいだった。会場はふかふかのじゅうたんが敷いてあって車椅子をこぐのは大変だったが、さすが介護のプロの集まりだけあって、みんなが的確にサポートしてくれる。車椅子用の勉強スペースも確保されていたので、何の不自由もなく参加できた。

二日間の日程を終えてホテルの部屋へ戻り、ベッドに寝ころんで心につぶやいた。

(よちよち歩きの状態だったのに、ちゃんと神戸まで来られて学会に参加できた……。多少体が不自由でも、その気になればいろんなことができるんだな。最近は腹立たしい出来事や不安なことがいっぱいだけど、まだ日本だって捨てたもんじゃない。車椅子も悪くないな……)

やがてリハビリ開始から六週間が過ぎ、杖なしでもある程度の距離を普通に歩けるようになった。ここからようやく本当の社会復帰だ。ちょうど緩和ケア病棟勤務から在宅での看取りの仕事に移ろうとしていたぼくにとって、このアクシデントと手術・入院生活はまたとない貴重な経験になったとしみじみ思う。

普通の鎮痛剤では効かない痛みの耐え難さ、にもかかわらずモルヒネ服用というハードルが予想以上に高かったこと、自然に排泄できることのすばらしさ、手術を受けてから回復するまでにものすごく体力を消耗すること、使わないでいると筋肉があっという間に衰えること、一度落ちた筋肉を元に戻すことの大変さ……。いずれも、医学書を読んだだけでは決して実感として学ぶことのできなかった内容ばかりだ。そして、初めての車椅子生活。障害のある方々に比べればあきれるほど短い期間だったとはいえ、道路設備や建物などのハード面、社会的制度などの環境面、人の心理や接し方などのソフト面それぞれを、車椅子からの視線で垣間見ることができた。

今回患者になってみて、あらためて考えさせられたことがある。医療に携わるぼくたちは、患者さんや家族の方々を本当に尊重しているだろうか。一般の人にとっては病院へ行くというそのこと自体、日常生活から逸脱した、いわば〝非常事態〟である。みんなそれぞれの生活を大なり小なり犠牲にして病院という場所に来ているのだ。そういった人々に対し、いつも十分な配慮を持った言動を心がけているだろうか。

リハビリ中に参加した神戸の学会で、フランス人社会心理学者で教育者でもあるジャック・サロメ氏の「幸せを呼ぶコミュニケーション」という教育講演がおこなわれた。よりよい人間関係を築くためのコツといったものがわかりやすく語られ、とても共感した。こうしたコミュニケーションに関する教育を医学生のころからもっと取り入れる必要がある。学会に出席していた看護師さんの話だと、看護教育ではコミュニケーションに関する講義が必修だそうだが、実際はまず医師の側にこそ必要だろう。

医者にとって、病気を治すためのしっかりした技術と知識がもっとも大切だというのは間違いない。しかしそれと同じくらい切実に求められているのが、他者とのコミュニケーション力ではないだろうか。入院していたときの最初の担当医を思い出す。あの不快な出来事も、彼のコミュニケーション技術の未熟さから生まれたものだったと思う。

もちろんぼく自身、人のことばかりを責められない。自分が患者になってみて初めて、医師として患者さんや家族の方に言ってきたこと、してきたことの中で、たくさんの過ちがあったと気づいた。専門家になればなるほど視野が狭くなっていく。緩和ケアの世界に身を置くうち、いつしかぼくにも慣れや気のゆるみが生まれていたのかもしれない。そんなぼくに、きっと神様がまたまた大切なことを学ばせてくれたのだろう。

今回の入院・手術にあたり、たくさんの方々にお世話になった。いろいろご迷惑もかけた。我が事のように心配してくれた友人知人の皆さんにも、この場を借りてお礼を言いたい。そして何より、最高の技術と万全の態勢で治療してくださった金彪教授はじめ獨協医大のスタッフの皆さんに、心から感謝している。

退院してから背中の手術痕を見たとき、ぼくは思わず笑い出した。真ん中に十五センチくらいの傷、その両側に五センチずつの切り口——まさに「小」の字である。まるで執刀者のサインみたいに誇らしげな傷痕を見ていると、「小さく切っといたからね！」という金教授の声が聞こえた気がした。

第二部　痛みに関するレクチャー

それではここより「痛み」についてのレクチャーを始めます。とはいっても、そんなに堅苦しいお勉強ではないからどうぞご安心を。専門的な医学用語もいくつか登場するけれど、なるべくわかりやすい書き方を心がけるつもりなので、最後までじっくりお付き合い願いたい。

さて、この本の目的についていま一度おさらいしておこう。

・読者の皆さんへ、痛みに関する正しい知識を伝える。
・がんではないにしろ激痛に見舞われモルヒネを服用する、というぼくのラッキー（？）な体験を例にとって、医療用麻薬の利点と副作用のあらわれ方、その対処法などを詳述する。
・まだ十分真価を知られていない緩和ケア医療の本当の意味を明らかにする。

ここではまず最初に、「痛い」とは体のどういった状態を指すのか、ということから考えてみたい。

痛みって何だろう

一九七四年に設立された、痛みの研究をおこなう専門の国際組織がある。「国際疼痛学会

(International Association for the Study of Pain)」という名称だ。そこの資料によると、「痛み」は次のように定義されている（原文は英語のため、ぼくのつたない訳文でごカンベン願います）。

「痛みとは、組織が実際にダメージを受けたり、あるいはその恐れがあったりしたときに味わう、不快な感覚や感情である。あるいは、組織のダメージになぞらえて説明できるような体験も痛みに含まれる。なお、たとえ言葉で訴えることができないとしても、その人が痛みを感じていないとか、痛みを和らげる手立てが不要とかいうわけではない。また、痛みとは常に主観的なものである」

おわかりだろうか。切ったり、ぶつけたり、ヤケドしたりして、体の組織が実際にダメージを受けたときに味わう感覚というのが、もっともわかりやすい痛みの定義だ。けれどもここでは、そのとき味わう「不快な感情」だって痛みに含まれている。痛みがあるとき、ほかに不安なことを抱えているならば、その痛みは二倍にも三倍にも強まる。逆に、楽しいことがあったり、不安となっていた問題が解決されたら痛みは半減する……なんてこと、皆さんも経験がおありだろう。これは、組織のダメージとともに精神的苦痛も無視できないということだ。また、「組織のダメージになぞらえて説明できるような体験」とはつまり、実際のダメージがなくてもあるのと同じように痛みを感じることだ。

こうした痛みは人間にとって当然いやなものだけど、大事な役目も持っている。もしぼくたちが痛みをまるで感じなければ、体に何か異変が起こっても気づくことができないだろう。気づかずにほっておけばそのうち、金属疲労を起こした機械のように、ある日突然ぶっ壊れて動かなくなってしまうかもしれない。痛みというのは、そうなる前に危険が迫っていることを知らせてくれる、いわば体からの警告信号なのである。

警告信号なのだから、体に起こった異変の原因にきちんと対処すれば、痛みは和らぐはずだ。たとえば折れた骨をギプスで固定したり、感染に対して抗生物質を投与したりして治療すれば、痛みは軽くなるだろう。しかし、がんなど治らない病気が原因で痛みが残っているとしたら……？　その痛みは、もはや警告信号ではないのである。

いつまでも続く痛みはただ不快なだけでなく、自制力を失わせ、人格を崩壊させ、生きる喜びを根こそぎ奪ってしまう。これは決して大げさな表現じゃない。自分が四六時中痛みに苦しめられているとき、ほかの人と楽しく話ができるだろうか？　おなかの底から笑うことができるだろうか？　おいしいものを食べて目を細めたり、朝までぐっすり眠ったりできるだろうか？　そして何より、生きていることに感謝できるだろうか？

できなくなるのだ——何もかも、すべて。これほど非人間的な話はない。

痛みそれ自体で死ぬことはないかもしれないが、死ぬよりつらい痛みというのは現実に存在する。医療者にとって一番情けないのは、患者さんから「こんな苦しみが続くのなら、いっそ早く死んでしまって楽になりたい」という言葉を聞かされることではないだろうか。痛みに苦しんだまま人生を終えるなんて、そんな悲しいこと、絶対にあってはならない。

国際疼痛学会の定義にあった、「痛みとは常に主観的なものである」という一節を思い出してほしい。人に何と言われようとどう思われようと、自分にとって痛いものは痛いのだ。そして、自分の痛みは自分にしかわからない。だからこそ、いま自分がどんなふうに痛みを感じているのか人に伝えられることがとても大事になってくる。

皆さんもぜひ、ふだんから自分の痛みを言葉で表現する練習をしていただきたい。どこがいつごろから痛いのか（where/when）。絶え間なく痛むのか、ある条件のもとで痛むのか（how long / how often）。どんなタイプの痛みか（how）。重く鈍い痛み、針を刺されるような鋭い痛み、脈打つようなズキズキする痛み、ジンジンしびれるような痛み、焼けるような灼熱感のある痛み、締めつけられるような痛み、ギューッと硬直するような痛み、ハンマーで叩かれるような痛み、電気が走るみたいにビリビリする痛み……まだまだほかにも表現の仕方があるかもしれない。

また、痛みの強さを自分なりに測定することも大切だ。我慢できる程度か、それとも日常生活に支障が出るほどの痛みか。痛みのために外出できない、動くのがつらい、食欲がない、眠れないといった状況ならば、すぐにも対策を考えなければならない。

〝痛みは耐え忍ぶもの〟という考え方は大きな間違いだ。痛みとそれに伴う苦しみは、ごく普通の日常生活のみならず人間らしさをも奪ってしまう。もう一度言おう――自分の痛みは自分にしかわからない。けれども、「どうせ誰にもわかってもらえないから」といって痛みを我慢し、孤立感を強めてしまってはいけない。決して無用な忍耐をすることなく、正しいやり方で痛みを和らげることが、暮らしの質を向上させるために何より大切なのである。

痛みが起こるメカニズム

では次に、痛みが起こるしくみを医学的に説明してみよう。

ぼくたちの体には、皮膚の表面や筋肉だけでなく内蔵や血管などあらゆる場所に、アラームの役目をする〝痛みセンサー〟が張りめぐらされている。この痛みセンサーを、専門用語では「侵害受容器」と呼ぶ。

体の組織のどこかがダメージを受けると、まず細胞から「発痛物質」という痛みに関連するさまざまな化学物質が生じる。神経の末端には、こうした発痛物質と結合する「受容体（レセプター）」が何種類もある。発痛物質が〝鍵〟だとすれば、レセプターは〝鍵穴〟に当たるわけだ。鍵と鍵穴の組み合わせは、通常一通りに決まっている。これらのレセプターと発痛物質が結びついたとき、鍵があいて痛みの感覚という〝ドア〟が開くわけだ。すると、痛みセンサーが刺激される。その刺激が神経を伝わって脳へ達すると、サイレンが鳴って「痛い！」と感じるのである。このように、痛みセンサーつまり侵害受容器が刺激されることで感じる痛みを「侵害受容性疼痛」と呼んでいる。

また、組織のどこかがダメージを受けたときはしばしば炎症が起こる。これはよく知られているように、一種の防御反応だ。体がダメージを受けた組織への血流を増やすことにより、白血球がばい菌やウイルスなどの微生物と闘いを始める。その結果、熱が出たり化膿したりするのである。炎症が起こっているときは、「炎症伝達物質」と呼ばれるまた別の化学物質が生じて、痛みセンサーの動きがより活発になるため、侵害受容性疼痛もさらに強くなる。

これに対し、神経線維そのものが病気に侵されたり切断されたりして機能障害になると、その神経が支配する領域に慢性の痛みが生じるようになる。この痛みの場合は、脳でのサイレンの鳴り方もちょっと異なってくる。「焼けるような」「ピリピリするような」「電気が走るような」などと表現されることも多い、発作的な痛みだ。これを「神経障害性疼痛」あるいは「神経因性疼痛」と呼ぶ。

それでは、第一部のドキュメントで登場したいくつかの症例について少し詳しくご紹介し、神経因性の痛みが起こるメカニズムを具体的にお話ししよう。

ぼくが経験したのは背骨の下のほう、腰のあたりを中心としたトラブルだ。ご存じのように、人間の背骨というのはまっすぐな一本の骨じゃない。背骨つまり脊椎《せきつい》は、椎骨《ついこつ》と呼ばれる二十四個の骨からできていて、これらが縦に積み木のように並んでいるため、体をひねったり曲げたりという動作が可能になるのである。二十四個の骨の内訳は、首の後ろにある七個（頸椎《けいつい》）、胸の後方にある十二個（胸椎《きょうつい》）、そして腰の部分にある五個（腰椎《ようつい》）が、骨盤の一部である仙椎《せんつい》につながっている。

まず23ページに登場した「坐骨神経痛《ざこつしんけいつう》」についてだが、これは坐骨神経と呼ばれる末梢神経が圧迫されることで生じる神経性の痛みを総称している。坐骨神経は腰椎の下部から出て、お尻、太もも、ふくらはぎ、かかとへと伸びる太くて長～い神経だ。これが何らかの原因で圧迫されると、お尻から足にかけてしびれるような痛みや不快感が生じる。椎間板《ついかんばん》ヘルニアやぎっくり腰の後遺症として起こる場合も多い。

ちなみにこの「ぎっくり腰」というのは、急激に発症する腰痛の総称だ。ある日突然腰にグキッという痛みが走り、まるで誰かに強打されたようだというので、〝魔女の一撃〟などと呼ばれたりもする。腰椎のねんざ、あるいは、腰の筋肉を包んでいる膜に亀裂が入るのが原因であることが多い。動けなくなるほどの激しい痛みにいきなり襲われるが、普通のねんざと同じように、安静にしていれば数日で回復する。しかしぎっくり腰は繰り返すことがしばしばあり、そうなると次にお話しするヘルニアを誘発したりするので、注意が必要だ。

椎骨と椎骨の間には、椎間板と呼ばれるクッションの役目をする軟骨組織がくっついている。一つ一つの椎間板は、髄核《ずいかく》と呼ばれるゼリー状の物質を線維輪《せんいりん》という硬い組織が取り囲んでいる構造だ。いわば、おまんじゅうの皮の中にあんこが入っているようなものである。この椎間板が何らかの原因で椎骨に圧迫されると、髄核が押しつぶされて線維輪からはみ出してしまう。おまんじゅうがつぶれて、中のあんこが飛び出すのと同じ。この状態が「椎間板ヘルニア」だ。椎間板はすべての椎骨にあるけれども、ヘルニアを起こすのはほとんどが頸椎と腰椎――つまり、よく動く部分の椎間板である。はみ出した部分が脊髄神経を圧迫するため、神経の走行に沿った痛みやしびれが起こる。

そしてぼくを襲った「腰椎すべり症」。これは腰の椎骨が、前方つまりおなか側へずれてしまう状態だ。たいていの場合、第四腰椎と第五腰椎の間でずれが生じる。ずれた椎骨が椎間板を圧迫してヘルニアを起こし、神経を圧迫すると、腰の痛みに加え、椎間板ヘルニアと同じように脚へ放散する痛みや麻痺が起こるのである。

背骨というのは人間の中心。中でも腰椎は上半身の体重をほとんど支えるわけだから、日ごろから大きな負担がかかっているのだ。皆さんも腰に少しでも違和感を感じたら、無理せず安静を心がけましょう。

がんの痛みは怖くない！

さて、痛みを伴う病気の代表的なものには、いったい何があるだろうか？　この質問にひと言で答えるのは大変難しい。痛みというのは、ほとんどすべての病気につきものだからだ。もちろんその程度はさまざまだけれど、虫歯にしたって中耳炎にしたって、病気になれば必ずどこかが痛くなるものである。さらに、ゆううつな頭痛などは病気がなくても起こる。

しかしたいていの人は、痛みを伴う病気の代表的なものといわれれば「がん」を連想するのではないだろうか。なぜならたいていの人が、がんの痛みを耐え難く恐ろしいものと考えているからだ。昔ほど〝不治の病〟と恐れられることは少なくなったけれど、もしあなたががんと告げられたら、やはり相当のショックを受けると思う。それは、死ぬかもしれないということよりも、「だんだんひどくなり、しかも最期まで続く、予想もできないほどの苦痛」に対する言い知れぬ恐怖心のためだろう。

だが果たして、本当にそうなのだろうか？

がんの痛みには、前の項で述べた「侵害受容性疼痛」と「神経障害性疼痛」の両方が関係している。まずは、がんになった組織の痛みや骨転移による痛みなど、がんそのものが原因となった痛み。筋が引きつったり腸閉塞を起こしたり口内炎ができたりと、がんに関連して体のあちこちが影響を受けることによる痛み。手術に伴う痛みや化学療法・放射線治療の後遺症など、がんの治療によって起こる痛み。これらはすべて、発痛物質が痛みセンサーを刺激することによって引き起こされる「侵害受容性疼痛」だ。

また、がんが大きくなってくると、その近くにある神経線維や脊髄が圧迫される。神経そのものががん細胞に侵されてしまい、機能障害を起こすこともある。この時に生じる痛みは「神経障害性疼痛」だ。がんの痛みはこれらの両方が混在している場合が多いため、鎮痛方法もいくつか併用しなければならない。

誤解されやすいのだが、痛みはがんが進行してから出てくるとは限らない。早い時期のがんでも、およそ3分の1の人が痛みを経験するのだ。また、肉体的なもの以外の原因によって痛みが引き起こされることも多い。がんの痛みが「トータルペイン（全人的な痛み）」と言われるゆえんである。わかりやすく言うと、先ほど述べたように、不安があれば痛みを強く感じるということ。

このトータルペインというのは、「近代ホスピスの母」と呼ばれるイギリス女性医師シシリー・ソンダース博士が提唱した概念だ。がんの患者さんは体の痛みに加えて、病気に対する恐れや不安といった心の痛み、家族への心配や経済的ダメージや仕事の喪失といった社会的な痛み、人生の意味を見失いむなしさを感じるといったスピリチュアルな痛み、それぞれをみな多かれ少なかれ抱えている。これら四つの要素が深くかかわり合いからみ合って、トータルペインとなるのである。

しかしそれでも、まずは体の痛みを取り除かなければ、あとの三つの痛みに対処することは絶対できない。アブラハム・マズローというアメリカの心理学者によれば、人間の欲求は五段階のピラミッド状になっていて、一つ欲求が満たされるとさらに一段上の欲求を目指すものだという。このピラミッドの一番底辺にあるのが、生きていくうえでの根源とも言える生理的欲求だ。つまり、痛みを感じないで普通に過ごすというのは、人間にとって一番基本的な最低限の欲求なのである。

前述のソンダース博士の言葉に、次のようなものがある。

「もし私ががんになって強い痛みのために入院したとき、まず望むのは、早く痛みが取れるように牧師が祈ってくれることでも、経験深い精神科医が私の悩みに耳を傾けてくれることでもありません。私の痛みの原因をしっかりと診断し、痛みを軽減する薬剤の種類・量・投与間隔・投与法を判断し、それをただちに実行してくれる——そんな医師が来てくれることです」

もしあなたががんと診断されて、痛みが発生したなら、担当医にまずは痛みのケアを要求しよう。痛みのケアが治療の妨げになることはあり得ない。むしろこれは、治療と並行しておこなわれるべきものなのだ。苦痛が和らぐことで、病気と闘う気力を維持したり取り戻したりできるかもしれないのだから。

痛みというのは目に見えない。痛みそのものを正しく測定する装置はない。だが、痛みを取り除く、あるいは少なくとも和らげる方法は必ず存在するのだ。がんの痛みは決して怖くない——皆さんにはぜひ、このことを心に留めておいていただきたいと思う。そうすれば、「だんだんひどくなり、しかも死ぬまで続く痛み」に対するわけのわからない恐怖心は、もはや無用のものになるだろう。

痛みを取る薬のいろいろ

それでは次から、さまざまな痛みに対して使う薬——鎮痛剤の説明をしていこう。鎮痛剤には多くの種類があるが、皆さんになじみ深いのは、テレビコマーシャルにもよく登場する頭痛薬とか解熱剤のたぐいだろう。また、ふだんあまり薬をのまない人でも、アスピリンの名前くらいは聞いたことがあるんじゃないだろうか。まずはそのあたりからお話ししてみたい。

◇ＮＳＡＩＤｓ

痛みを和らげる薬の中で、アスピリンに代表される種類のものを「非ステロイド性抗炎症薬（Non-Steroidal Anti-Inflammatory Drugs）」と呼ぶ。長ったらしい名前なので、英語の頭文字を取って「ＮＳＡＩＤｓ」と書きあらわすことが多い。

アスピリンのほか、メフェナム酸、ロキソプロフェン、ジクロフェナク、ナプロキセン、イブプロフェンといった成分がこのグループに入る。「ポンタール」「ロキソニン」「ボルタレン」などの商品名で一般病院でも処方しているので、風邪で熱が出たときなどに医者からもらったことのある人もいると思う。ちなみにぼくが入院したとき最初の担当医が口にした「インドメタシン」も、ＮＳＡＩＤｓの一つだ。インドメタシンは内服薬にもなっているが、筋肉痛を和らげる湿布薬やぬり薬の形でよく見かけるだろう。

これらのＮＳＡＩＤｓが痛みを和らげるメカニズムは、次のようなものだ。

ぼくたちの体内には何千種類もの酵素が存在していて、さまざまな生命活動を担っている。

そのうちの一つに、「ＣＯＸ（コックス）」と呼ばれる酵素がある。ＣＯＸの役目は、ホルモンに似た「プロスタグランジン」という物質を作り出すことだ。プロスタグランジンは、血管を拡張させたり、胃の粘膜を保護したり、腎臓の血流を保持したり、血液を固める血小板を集めたり、気管支を広げたりといった働きを持つ。

体の組織がダメージを受けると、痛みに関連する「発痛物質」が生じることは前に述べた。実はプロスタグランジンには、この発痛物質の勢いを増してしまう性質があるのだ。したがって、プロスタグランジンを作るＣＯＸの働きを弱められれば、痛みが治まるわけである。ＣＯＸは炎症反応が起きる仕組みにも関係しているので、これの働きを阻害すれば、痛みを悪化させる炎症も抑えられる。

というわけでＮＳＡＩＤｓの作用は、ＣＯＸの働きを阻害することによる抗炎症・鎮痛効果だ。だから炎症性の痛みには非常に効き目がある。どこかが痛いとなればまずＮＳＡＩＤｓを試してみるというのが、一般的な鎮痛方法だと思っていい。ＮＳＡＩＤｓは種類も多いし、形も粉のほか錠剤やカプセルや坐薬やシロップなど多様なので、幅広く使われている。

しかし、いいことばかりではない。ＮＳＡＩＤｓの一番の問題点は副作用だ。この薬を服用していると、体に必要なプロスタグランジンも作られなくなってしまう。その結果として胃の粘膜が荒れたり、腎臓の血流が減って腎機能障害が起こったり、血小板機能が減少して出血しやすくなったり、気管支が狭くなって喘息になったり、といった危険性が増えるのだ。アスピリンで喘息が引き起こされるという話を聞いたことがある人もいるだろう。頭痛薬や解熱剤をのんで胃が荒れるのも、ＮＳＡＩＤｓの副作用である。もちろん医者が処方するときにはこうした副作用を抑える薬を同時に出すし、市販の薬にも副作用を抑える成分が添加されているけれども、万全とはいかない。

それに加えて、ＮＳＡＩＤｓの鎮痛作用には「天井効果」と呼ばれる有効限界がある。これは、投与する量を増やしたからといってそれだけ効き目が増大するわけではなく、まるで天井にぶつかるように、ある時点から鎮痛作用がストップしてしまうということだ。こうなると、量を増やしても効果は変わらないのに副作用だけがひどくなってしまう。

したがってＮＳＡＩＤｓを使ってもまだ痛みが取れない場合には、量を増やしたところで意味がない。違う薬の出番となるわけである。

◇アセトアミノフェン

これも最近では、テレビコマーシャルなどでよく耳にする。アセトアミノフェンはアスピリンとほぼ同じ程度の鎮痛・解熱効果を持つ成分だが、炎症を抑える作用がほとんどないため、ＮＳＡＩＤｓの仲間には入れないのが普通だ。痛みを和らげるメカニズムについては、いまのところ不明である。ＮＳＡＩＤｓと同じようにある種のＣＯＸの働きを阻害するという説もあるのだが（実はＣＯＸにもいくつか〝品種〟があり、薬の種類によってどのＣＯＸに作用するかが決まっている）、はっきりわからない。

だけどアセトアミノフェンには、ＮＳＡＩＤｓにはない特長がある。プロスタグランジンの合成を邪魔しないので、胃を荒らしたり腎臓に負担をかけたりといった副作用がほとんど見られないのだ。したがってかなり安全性の高い薬だといえる。薬剤に対する耐性が小さい子どもの場合、解熱剤にはアセトアミノフェンを使うというのが通説になっているくらいである。

とはいえ、これもいいことばかりではない。通常の使い方ではまず問題ないが、多量に服用すると肝機能障害を起こす恐れがあるのだ。安全性の高い成分ゆえ、アレルギーや風邪の薬、病院でもらってくるインフルエンザの薬など、一般の薬剤に非常に多く使われている。知らないで複数の薬をのみ続け、アセトアミノフェンを過剰摂取することのないよう、十分な注意が必要だ。特に患者さんが小さい子の場合は、お父さんお母さんが必ず薬のラベルに目を通して成分を確認してほしい。

アセトアミノフェンの鎮痛効果は量を増やすことによってある程度増大するが、やはり〝天井〟が存在する。したがって、ＮＳＡＩＤｓより副作用の心配が少ないとはいえ、これで痛みが取れなければやはり次の手段を考えなくてはいけない。

◇オピオイド鎮痛薬

これは、いままで激しい痛みと縁のない生活を送ってきた人には聞き慣れない名前だろう。痛みを取る薬について言う場合、この「オピオイド鎮痛薬」とそれ以外の「非オピオイド鎮痛薬」とに分けて考えることが多い。つまり一般に「消炎鎮痛剤」と呼ばれるＮＳＡＩＤsやアセトアミノフェンは、非オピオイド鎮痛薬だ。

「オピオイド（opioid）」とは、「オピウムのような」という意味である。それじゃオピウムというのはいったい何かというと、これはズバリ「アヘン」のことなのだ。

ぼくたちの脳には、何らかの苦痛にさらされたとき、それを緩和するような働きが備わっている。このとき脳の中には、オピウムつまりアヘンにたとえられるような一種の快感物質が分泌されているのだ。たとえば、長い時間ずっと走り続けていると突然、ある瞬間から陶酔感を覚えることが知られている。これは「ランナーズ・ハイ」といって、長距離を走る苦痛を和らげるため、エンドルフィンやエンケファリンといった快感物質が脳内に生じた結果であり、脳内麻薬と称されることもある。

こうしたアヘン類似物質を総称して「オピオイド」と呼ぶ。その名のとおりオピウムのような作用を持つ物質だ。脳や神経系の中には、オピオイドという〝鍵〟と結合する決まった受容体（レセプター）、つまり〝鍵穴〟が存在する。この「オピオイド・レセプター」とオピオイドが結びつくと、鍵があいて〝快感のドア〟が開き、苦痛を遮断する効果がもたらされるわけだ。

オピオイド鎮痛薬の成分が〝鍵〟となって体内のオピオイド・レセプターと結びつくことにより、痛みを遮断するのだ。その鎮痛効果は中枢神経に作用するため、侵害受容器つまり〝痛みセンサー〟の受け取る刺激が脳に伝わらなくなる。したがってＮＳＡＩＤｓやアセトアミノフェンより効果の高い、強力な痛み止めとなるのである。

オピオイド鎮痛薬には、効き方がマイルドな弱オピオイドと、より作用の強い強オピオイドがある。弱オピオイドの代表選手は、「リン酸コデイン（あるいは単にコデイン）」という薬。そして、強オピオイドの代表選手がモルヒネだ。コデインは市販の咳止めなどにも含まれていて（もちろん微量だが）、体内に入ると一〇パーセントほどがモルヒネに変換される。

なお、ぼくが腰椎すべり症の激痛で苦しんだとき、最初に試したのはＮＳＡＩＤｓの一つインドメタシンだった。次に使ったのはもっと強力な、レペタンという坐薬である。レペタンの主成分もオピオイド・レセプターと結合するのだが、オピオイド鎮痛薬とは呼ばない。オピオイドと同等の鎮痛作用を持たないからだ。レペタンと同じような性質の薬にペンタジンという鎮痛薬がある。こうした薬を、〝鍵穴〟となるレセプターをオピオイドと取り合うことから、「拮抗性《きっこうせい》鎮痛薬」と呼ぶ。

あとで詳しく述べるが、緩和ケアの世界では痛みの強さによって鎮痛薬を三段階に分けている。第一段階が、ＮＳＡＩＤｓやアセトアミノフェンなどの非オピオイド。第二段階が、拮抗性鎮痛薬やコデインなどの弱オピオイド。そして第三段階が、モルヒネなどの強オピオイドである。第一段階の薬で取り除けない痛みに第二段階の薬を追加し、それでも痛みが残っていれば第三段階の薬となるわけだ。

コデインより強力なオピオイド鎮痛薬は、法律によって「麻薬」に指定されている。しかしこれらは「医療用麻薬」であって、一般の人が怖がるいわゆるドラッグとはちょっと違うのだ。オピオイド鎮痛薬とは、オピオイド・レセプターと結びついて鎮痛作用を発揮する薬の総称である。

このあたりの理解を助ける意味で、次から麻薬についてちょっと詳しく解説してみよう。その歴史をひもとくと、意外な事実がわかってくる。なお、モルヒネについてはあとの項で詳しく述べるため、麻薬の項には登場させていない。

麻薬についてのウンチクあれこれ

今回モルヒネ服用という〝緊急事態〟を経験してみて、初めて気がついたことがある。緩和ケアを専門とする医師としてはその作用を十分理解しているのに、ぼく自身がそれをのまなくてはならない状況になると、「麻薬」という言葉に対してまったく違う感覚が生じたのだ。それは、「依存症になってしまったらどうしよう」という本能にも似た恐怖感である。もしかするとこの感覚は、日本人のＤＮＡに埋め込まれた遠い記憶のようなものではないだろうか。

「麻薬（narcotic）」という言葉は、「昏迷」を意味するギリシャ語 narke に由来している。以前は催眠作用を持つすべての薬物に用いられていた時期もあるそうだが、長年モルヒネのような強力な鎮痛剤を指すものとしても使われてきた。しかし近年、医療関係でない一般の社会では、精神的・肉体的依存を形成するさまざまなものに対して「麻薬」という言葉が使われるようになり、アヘン、モルヒネ、コカイン、ヘロインのほか、大麻樹脂（マリファナ）や覚せい剤、ＬＳＤなどの合成薬も含めて「麻薬」と言われるようになってきた。『広辞苑』（岩波書店）を見ると「麻薬」は次のように定義されている。

〈麻酔作用を持ち、常用すると習慣性となって中毒症状を起こす物質の総称。アヘン、モルヒネ、コカインの類。麻酔剤として医療に使用するが、嗜好的濫用は大きな害があるので法律で規制〉

コカインを麻酔剤として使用というのはちょっと意外かもしれないが、現在の日本において処方できる塩酸コカインという表面麻酔薬があるのだ。しかし、ほかにも副作用の少ない新しい麻酔剤がいろいろ開発されているため、使用量はごく限られている。一方アヘンから作られるモルヒネのほうは、その優れた鎮痛効果が認められ、がんなどの持続する激しい痛みを和らげる薬として、いまではなくてはならない存在になっている。副作用の研究も進んできた。

ではまず、アヘンのたどった道のりを見てみたい。

アヘンは特定のケシから抽出される成分で、モルヒネをはじめとする多種類のアルカロイドを含んでいる。アルカロイドというのは、窒素を含む複雑な有機化合物の総称。高等植物中に多く存在する物質で、感覚異常などの非常に特殊な薬理作用を持ち、毒性も強い。トリカブトとかベラドンナとか、毒を持った植物にはたいていこのアルカロイドが含まれている。

さてアヘンだが、ケシの開花後十日から二十日たった未熟果実、いわゆる「ケシ坊主」に傷をつけると、乳液のような白い汁が出てくる。それを乾燥させると、黒い粘土状の固形物になる。これが生アヘンだ。精製しなくてもこのままで薬効があると言われる。

アヘンの歴史はものすごーく古い。おそらく、人類の歴史で一番初めに発見された薬物じゃないだろうか。紀元前三〇〇〇年ごろのメソポタミア文明時代には、すでにシュメール人がケシ坊主の乳液採取法を石版に記録していたという。シュメール人はケシを「至福をもたらす植物」と呼んでいたらしい。

その後、ケシ栽培はバビロニア、アッシリアに伝えられる。ニューヨークのメトロポリタン美術館にある古代アッシリアの女神像は、長い茎のついたケシ坊主の束を持っている。この時代から、ケシの実の乳液が痛みを和らげ安らぎを与える効力があることは知られていたのだろう。やがてケシ栽培はエジプトに伝えられ、ツタンカーメン王時代には国中で栽培がおこなわれた。しかしその効力は、宗教者・魔術師・兵士以外には知らされていなかったと伝えられる。おそらく、兵士の傷の痛みや戦いに対する恐怖心を麻痺させるために使われたのだろう。

紀元前八世紀ごろのギリシャ時代のホメロスによる叙事詩『オデュッセイア』には、「ケシは死の眠りで満ちあふれている」という記述がある。哲学者テオフラストスがアヘンについて書いた著書もあるところを見ると、ギリシャ時代にも広くこれが知られていたことは確実だ。ローマ帝国ネロ帝の侍医ディオスコリデスも、著書の中でアヘンの採取法および薬効を詳しく述べている。この時代にアヘンはすでに鎮痛剤、睡眠剤として利用されていたのだ。

五世紀前後にはアフリカやインド、中国にも伝わった。それでも清朝《しんちょう》に至るまでは、中国でのアヘンは麻酔目的の医薬品としてのみ使われていたようだ。そして大航海時代、タバコが世界に広まり、やがて中国人はタバコにアヘンを混ぜてキセルで吸うことを覚えたのである。いずれにせよ、一八四〇年のアヘン戦争よりずっと前から、中国ではアヘンを喫煙する習慣があったわけだ。

アヘンを喫煙すると吸収が早いので、ストレートに脳へ作用する。それだけ障害も強く出る。これと比較して、内服で使用した場合、腸から吸収され血液に入り肝臓で代謝されるので、吸入する方法よりは精神的な副作用の出方が弱い。そのため、ヨーロッパにおけるアヘン中毒の状況と、アヘン戦争前後の中国のアヘン窟の状況とは、明らかな違いがあったと考えられる。

子どものころに見たドラマだか映画だかの中に、うつろな顔をした男がアヘン窟の中でキセルを吸っているシーンがあった。ぞっとする不気味な感じはいまだに忘れられない。日本人の遠い記憶に残っているのも、あのアヘン窟でたむろする廃人のイメージじゃないだろうか。

ちなみに日本へは、おそらく室町時代に中国から伝わったと考えられている。江戸時代には海外貿易がほぼ完全に幕府の統制下にあったため、国内でほとんど生産されないアヘンは、医療用に少量が流通するのみだった。その後明治維新前後になって、全国にケシ栽培が広がったらしい。明治時代にはアヘン戦争の教訓からアヘンの国内流入が厳しく規制され、流通も政府の統制下に置かれた。そして近年、我が国は生アヘンを毎年約百万トン輸入しているが、それはすべてインドから供給されている。

今日生産されるアヘンのほとんどは、モルヒネをはじめとする純薬の製薬原料だ。各国政府のもとで正規のライセンスを受けて生産する合法アヘンと、ライセンスを受けないやり方による非合法アヘンに区別されている。

薬用あるいは製薬原料として使用目的が明確な合法アヘンは、商品として正規の市場で取り引きされる。これに対し、快楽目的など医療以外に不正使用される非合法アヘンは、ブラックマーケットで取り引きされる。生アヘンの場合は大半が非合法生産だが、国連の「薬物統制犯罪防止事務所（United Nations Office for Drug Control and Crime Protection）」が毎年その推計値を報告している。最近ではアフガニスタンでの生産量が突出している。タリバーン政権の成立当初は禁止令を発令し、それに伴って一時的に急減したのだが、ほどなく盛り返した。タリバーン政権崩壊後も生アヘン生産量は増える傾向にある。アジアで生産された非合法アヘンはヘロインに加工され、おもにヨーロッパ、アメリカなどへ輸出される。各国政府はその取り締まりに苦慮しているのが現状だ。

一九〇九年、「国際アヘン委員会（International Opium Commission）」が設立され、一九一四年に三十四カ国が参加して世界のアヘンの生産量と貿易を減らす合意がなされた。国際連盟がこれを継承し、第二次世界大戦後は国連の「国際麻薬統制委員会（International Narcotic Control Board　通称ＩＮＣＢ）」がアヘンの生産と貿易を管理することになった。現在、アヘンを含む麻薬はＩＮＣＢによって国際的に管理され、その枠組みは一九六一年に締結された「麻薬に関する単一条約（Single Convention on Narcotic Drugs）」で定められている。この単一条約は、それまで各国が個別に締結していた国際条約や協定を一つにまとめ、麻薬管理を一元化しておこなう意思を表明したものだ。単一条約の加盟国はもちろん、加盟していない国も基本的にはこの条約に従って行動している。

さてアヘンの次は、ヘロインについて。ヘロインは塩酸モルヒネを無水酢酸で処理して作る薬物で、アヘンの副産物と言っていい。一八七四年にイギリスの化学者によって合成され、ドイツの製薬会社が「ヘロイン」という商品名で咳止めの薬として販売した。我が国でも戦前まで医薬品として使用されていたが、一九四五年に医療目的の使用が禁止された。モルヒネの約三倍という強力な作用を持つ半面、その毒性はモルヒネの十倍だということが明らかになったからである。ヘロインは濫用麻薬の頂点に位置する、もっとも問題の多い薬物なのだ。現在日本では「麻薬及び向精神薬取締法」という法律で規制対象になっている。

効いている時間がだんだん短くなっていくため、使用する回数もしだいに増えていき、身体的依存と精神的依存がほかの麻薬より早くできあがってしまう。吸煙したり口からのんだりすることもできるが、多くの濫用者は注射をおこなっている。ヘロイン中毒のシーンもドラマや映画でよく見かける。スプーンを折り曲げて熱した水でヘロインを溶かし、一滴も無駄にしないように注射器で吸い上げ、ベルトなどで縛って静脈に注射するのだ。その様子は実に恐ろしいものがあるが、ヘロインの禁断症状もまた想像を絶するほど激しく、苦痛のあまり自殺する者もいるという。まさに地獄の苦しみである。

次に、コカインについて。コカインはケシから抽出されるアヘンやモルヒネやヘロインとは異なり、コカという潅木の葉が原料となる。コカは古代より、貨幣と同様に扱われる貴重な植物だった。のちにヨーロッパでコカの葉から麻酔薬としての効用を持つ成分が分離され、コカインと名づけられた。粘膜の麻酔に効力があり、局所麻酔剤として現在も使われている。しかし、おもに鼻の粘膜から吸い込んで摂取するため、濫用すると鼻炎を起こしたり、肺までも侵されたりする。

コカインは少量でも生命にかかわる危険な薬物だ。中枢神経への興奮作用によって、幻覚や妄想などの精神症状や攻撃行動を起こすことが知られている。脳への影響も大きく、脳出血やけいれんなどを誘発し、最後は痴呆つまり認知症になってしまう。コカインもヘロインと同様、非常に依存性が強い。一度始めたらやめられなくなるので、もちろん麻薬として規制対象になっている。特徴的な禁断症状に、皮膚と筋肉の間に虫が這い回るように感じると言われる「皮膚寄生虫妄想」がある。

以前こうした性質が十分理解されていなかったころ、コカインは依存性がないものと考えられていた。そのためあの有名な精神科医フロイトは、薬物依存の治療として患者にコカインを処方し、かえって重大な依存症を引き起こしている。推理小説の主人公シャーロック・ホームズも、作品の中でコカインを使用し中毒になっている。清涼飲料として知られるコカ・コーラにも、最初はDope（ドープ）という俗称で呼ばれるコカイン様の成分が含まれていた。しかしコカインの有害性が明らかになった時点でその使用を中止し、代わりにカフェインを用いるようになったという。一九〇三年のことである。

次に、大麻について。大麻もケシと同じく、古くから栽培されてきた植物だ。七味唐辛子にも入っている麻の種は緩下作用を持ち、漢方薬の原料としても使われる。

花穂や葉の部分に含まれる樹脂が精神作用を持つ。陶酔を引き起こす主成分は、テトラヒドロカンナビノールという化学物質だ。ただしこの精神作用を持つ樹脂は、熱帯に生育するインド麻と呼ばれる大麻にしか含まれていない。この樹脂は、熱帯の強い日差しに含まれる紫外線や害虫の食害から大麻を守る作用を持つと考えられている。樹脂の少ない大麻には精神作用はなく、人間は昔から種を食用にしたり、搾って油を取ったり、茎から繊維を取ったりしてきた。

パピルスに記載されているところによれば、紀元前十六世紀のエジプトでは、神殿で大麻を焚いてその煙を吸うことで精神作用を得て神と対話したらしい。また、紀元前三世紀ころのインドでは去痰剤として大麻樹脂を使用していたほか、鎮痛剤、消化促進剤、利尿剤などとして使っていたという。

一九三七年にすべての大麻の使用を禁止するマリファナ課税法という法律がアメリカで成立した。しかしこの法律はマリファナの害を防ぐためでなく、大麻製品に課税することで合成繊維業界を保護する目的で作られたため、のちに憲法違反の判決を受けている。いずれにせよ、もともとカンナビスと呼ばれていた大麻が、ここでマリファナという言葉に置き換えられたわけである。

こうしてマリファナは大麻を表す俗語として用いられるようになったが、実は本来習慣性ではないため麻薬ではない。また近年になって、偏頭痛に効果がある、眼圧を下げる、食欲不振や吐き気を和らげる、神経性難病の症状を改善するなど、さまざまな薬理作用が知られてきた。アメリカやヨーロッパでは、大麻の所持を一部合法化した地域もある。大麻が今後どのように扱われていくかは、まだ未知数なのだ。

決定版・モルヒネQ&A

それではいよいよここから、モルヒネの話をしよう。モルヒネと言えばいままで書いてきたような「麻薬」の仲間だということもあって、一度のみ始めたらやめられなくなる怖い薬というイメージがどうしても拭えないと思う。そこで、よく出くわす疑問や不安に答えるQ&Aのような形で、ぼくなりにモルヒネを徹底解剖してみたい。

◇モルヒネは死の薬？

モルヒネ（morphine モルフィン、モヒともいう）は、アヘンに含まれるアルカロイドの一つで、アヘンから精製される。その名前はギリシャ神話に登場する夢の神・モルフェウスに由来している。もちろん、痛みを取り除いて夢のような気分にさせてくれるからだ。

モルヒネは一八〇四年、ドイツの薬剤師フリードリッヒ・ゼルチュルナー（Friedrich Wilhelm Serturner, 1783-1841）により初めて分離された。これは化学史上有数の偉業だと高く評価されている。アメリカ南北戦争では傷病兵の苦痛緩和に広く使われたが、その結果、四十万人を超えるモルヒネ中毒の被害者が生まれる悲劇も起こった。その後、モルヒネの構造式が完全証明され、一九五二年にはアメリカ・ロチェスター大学のゲイツ教授（Marchall Gates; 1915-2003）により全合成が完成された。

医療の現場では、モルヒネの化合物である塩酸モルヒネと硫酸モルヒネが、強い疼痛を緩和する目的で使われる。欧米では鎮痛薬としての意識が強いようだが、日本では医療者と患者の両方の側でモルヒネの使用をためらう場合が多い。いったいなぜだろう？　例のアヘン窟のイメージが潜在的にあって、麻薬や麻薬中毒に対する漠然とした恐れを感じているというのも一つの理由だろう。だがそれ以上に、〝モルヒネは最後の手段〟という思い込みが強いんじゃないだろうか。

皆さんもテレビドラマやなんかで、こんなシーンを見たことありませんか？　痛みに苦しむ患者さんが病室のベッドに横たわっている。それを見守る家族と医者の会話――。

家族「かわいそうで見ていられません！　先生、お願いですから楽にしてやってください」

医者「わかりました……いよいよモルヒネを打つ時が来たようですね。これを使うと患者さんは痛みを感じなくなりますが、眠ってしまうのでもうお話ができなくなります。それでもいいですか？」

……てなやり取りが、多くの人の記憶にしみついてしまっているのではないか。実はぼくも、子どものころ親戚の誰かから、亡き伯父の話を聞かされたことがある。軍医だった伯父は太平洋戦争で戦死したのだが、死ぬ前にのむためのモルヒネをいつも持ち歩いていたそうだ。こんなふうに、モルヒネが死に至る最後の選択肢と考える人はいまでもかなり多い。

しかし結論から言うと、モルヒネは決して死の薬ではない。それどころか現存する薬の中では、もっとも強力かつ安全な痛み止めなのである。ほかの消炎鎮痛剤では効かないような激しい痛みも、モルヒネを使えばたいていの場合抑えられる。痛みのコントロールにすばらしい効果を持つ優秀な助っ人なのだ。〝毒は毒をもって制す〟の言い回しどおり、怖いと思われていたモルヒネが、怖いと思われていたがんの痛みを救ってくれるのである。

いまからおよそ二十年前、世界保健機構（ＷＨＯ）ががん疼痛対策のガイドラインを定めて以来、欧米では「オピオイド鎮痛薬によるがんの痛みの治療は患者の権利であり、医師はそれに応える義務がある」という社会的風潮が強まり、モルヒネの使用が飛躍的に増えていった。ひるがえって日本では、がんに侵される人が激増しているにもかかわらず、モルヒネ消費量はほとんど増えていない。

これはモルヒネに対するマイナスイメージうんぬん以前に、医療者側の知識不足・認識不足があるせいだとぼくは考えている。医学部教育の中に、モルヒネを使った痛みのコントロールについて指導するカリキュラムがないからだ。近年では麻酔科の授業の一部にがん疼痛緩和を取り入れる大学も出てきたようだが、少なくともぼくの世代くらいまでの医師で、モルヒネについて正しい知識を持っている人はあまり多くないと思う。

ぼく自身、脳神経外科の臨床現場にいたときは、モルヒネの使い方など勉強する時間も精神的余裕もなかった。また正直に言うと、あまり関心もなかった。患者さんから痛みを訴えられたり、看護師さんから「何とかしてあげてください」と言われたりしても、どうにもできなかったのである。針のむしろに座らされたような気になってしまい、多忙を理由にその場を逃れたり、何とかして患者さんと顔を合わせないですむよう画策したりした。いま思い出すと非常に心苦しい。

この本はそんなぼくの罪滅ぼしでもあるのだ。〝モルヒネは死に至る薬〟という誤解を解き、多くの利点と少しの欠点をきちんと説明することによって、ここでモルヒネの名誉を回復させたいと願っている。

◇どんなふうに作用する？

モルヒネが痛みを和らげるメカニズムは、「オピオイド鎮痛薬」のところで説明したとおりである。アヘンのアルカロイドが〝鍵〟となり、神経系に存在する〝鍵穴〟のオピオイド・レセプターと結合することによって、苦痛を遮断するわけだ。モルヒネはがんの痛みのみならず、重症疾患による慢性の痛みなど、ほとんどの侵害受容性疼痛に対して高い効果を発揮する。

モルヒネ製剤のうち、早い時期に開発された塩酸モルヒネは即効性だ。服用後十五分～三〇分くらいで効き始める。しかし効果が持続するのは四、五時間なので、慢性の痛みがある場合は一日に何度ものまなくてはならない。

ちなみにぼくがモルヒネを体験したときは、のんで十五分以上たつと痛みが楽になり、五時間半で再び耐えられない状態に戻った。のんでいるあいだずっと同じ感じだったので、苦しまずに生活するためには痛みが出る前、つまり四時間ごとに塩酸モルヒネ一錠（一〇ミリグラム）というのがピッタリ適した量とわかった。だが薬が切れるときは、のみ始める前より痛みがひどく感じられた。そのため夜寝るときも枕元にモルヒネと水の入ったコップを置いて、薬が切れる少し前にのむようにしていた。ただこうした、薬が切れると痛みがよりひどくなる現象は、切れる前に定期的にモルヒネを服用し続ければ心配要らない。

現在がん以外の痛みに処方が許されているのは塩酸モルヒネだけだが、がん疼痛の場合には硫酸モルヒネも使える。これは塩酸モルヒネより長く作用する薬を求める声に応えて開発されたもので、一九八九年に初めて日本国内で発売された。一度のめば十二時間から二十四時間鎮痛効果が続くので、がんの患者さんでも一日一回から二回の服用ですむ。

モルヒネの一番すばらしい点は、「天井効果」がないことだ。投与量に比例して鎮痛効果が高まるため、痛みに応じた増量が可能なのである。つまりどんなに痛みが強くても、それが和らぐまで量を増やしていくことができるわけだ。これはほかの薬にない大きな特長だが、だからこそ医療者の側は、患者さん一人ひとりの痛みに合った鎮痛適正量を見きわめる必要がある。この量を超えると眠気の副作用が強くなるし、鎮痛量より少なければ痛みを取ることはできない。同じ患者さんによっても、そのときどきの病状で鎮痛適正量は変わる。けれども、たとえ量が著しく多くたってその人にとって適正なら、あとは副作用対策さえきちんとすれば何も問題はない。

次の項で詳しく説明するが、〝天井〟が存在しないモルヒネにももちろん副作用はある。眠気以外に顕著なのは、便秘と吐き気だ。便秘はほぼ一〇〇パーセント、吐き気は五〇パーセント以上の人に見られる。こうした副作用のせいでモルヒネをいやがる患者さんや医療者もいると聞いた。

しかしぼくの経験から言うと、「たとえどんな副作用があってもこの痛みを和らげてほしい」と思うほどの苦痛ならば、躊躇なくモルヒネを使うべきだ。あとで述べるように、モルヒネの副作用には解決法がある。また、副作用がひどいわりに痛みが取れないという場合は、投与量に問題があることが多いのである。

たとえば、モルヒネで鎮痛効果が得られる適正量を1とした場合、その50分の1の量で便秘になり、10分の1の量で吐き気が起こる。つまり、副作用を恐れて鎮痛適正より少ない量を使っていると、かえって不都合な結果となるのだ。痛みは治まらないのに便秘や吐き気だけが起こるわけだからね。

また、モルヒネに関する医療者側の思い込みに、「モルヒネを使うと呼吸が止まる」というのがある。これも〝死の薬〟と誤解される一つの原因だろう。モルヒネには呼吸を抑制する作用があるのだ。しかし呼吸の回数が減るため酸素の消費量も節約できることになり、息苦しさは逆に改善される場合が多い。さっきの例で言うと、鎮痛量の3分の1のモルヒネは呼吸困難感を和らげてくれる。ところが、鎮痛量の一〇倍を投与すれば呼吸が止まってしまう。したがって、患者さんの具合が悪い状態で大量のモルヒネを投与すれば、息の根が止まるのは当然だ。

というわけで、モルヒネを最大限有効に活用するには、一にも二にもその人に合った鎮痛適正量をまず探すことが肝心なのである。

◇実際の痛みコントロールはどうおこなう?

強い痛みが持続しているがん患者さんの場合、効き目が長く続く硫酸モルヒネをベースにすることが多い。適正量さえ把握できていれば長期間のみ続けても効果が減ることはないし、痛みが増強しない限り、モルヒネの量を増やす必要もない。もちろんモルヒネ中毒になる心配も無用だ。なお、中毒つまり依存症が起こらない理由については、のちに詳しく説明する。

ＮＳＡＩＤｓなど一般の消炎鎮痛剤は胃を荒らさないため食後にのむと決まっているが、モルヒネの場合は薬が切れて痛みを感じる時間があると鎮痛の意味がないので、時間を決めて服用することが大切だ。そうすれば血液中のオピオイド濃度がある程度一定に保たれるため、高い鎮痛効果が得られる。

だがそれでも、病状によっては突発的に痛みが強くなる場合がある。そんなときはベースの硫酸モルヒネに加え、緊急手段として即効性の塩酸モルヒネをのんでもかまわない。前に述べたように十五～三〇分で痛みが治まるはずである。こういった塩酸モルヒネの使い方を「レスキュー」と言う。いわば、痛みが強いときに使う保険みたいなものだ。レスキュー一回分の目安は、ベースのモルヒネ一日量の6分の1である。塩酸モルヒネは四時間ごと、つまり一日六回服用するから、レスキュー量は一日量の6分の1と考えるとわかりやすいと思う。

また、モルヒネとＮＳＡＩＤｓを併用することも多い。これまで述べたように非オピオイドとオピオイドは鎮痛薬としての作用の仕組みが違うので、お互いを補い合うことができるのだ。ＮＳＡＩＤｓがモルヒネの鎮痛作用を増強させるという実験結果もあり、両方を併用すればより少ないモルヒネで痛みが抑えられる。いずれにせよ、モルヒネとその他の消炎鎮痛剤を組み合わせることによって、がんの痛みのほとんどは救われるのである。

なお、一般的にはがんの患者さん以外にモルヒネが出されることはあまりないが、最近ではがん以外の激痛にもモルヒネを処方する病院が出てきたようだ。朝日新聞の記事（二〇〇六年二月十二日）によると、山形大学病院の麻酔科でこれまでおよそ百五十人の患者さんががん以外の痛みにモルヒネを使ったという。手術でも改善しない腰痛や古傷の痛み、慢性膵炎《すいえん》など内臓の痛みにも効果を発揮しているらしい。もちろんこの場合もがん疼痛と同じく、適正量であれば依存は起こらない。

◇副作用とその対策は？

思いがけずモルヒネをのむことになったその日からずっと、ぼくはすべてのデータを記録しておいた。薬をのんだ時刻、効き目が出始めた時刻、効き目が切れて再び痛み始めた時刻、そして副作用の詳細……。めんどくさいなあと思うこともあったけれど、将来在宅ホスピスでの治療を始めたら、同じことを患者さんにもやってもらう必要がある。

というわけで、ここではその記録を参照しながらぼく自身の体験を交えつつ、モルヒネの副作用についてリアルな話をしよう。

まずは眠気について。モルヒネはそもそも催眠作用を持った薬である。特に、それまで痛みがひどくて眠れなかった人の場合は、モルヒネで痛みが取れることにより眠気が強まったりもするようだ。教科書的には、モルヒネ内服による眠気は一週間から十日で耐性ができて改善されるとある。ぼくの体験でも、時間がたつにつれ確かに日中の眠気は軽くなっていった。しかし、何かの拍子に突然ウトウトッとなる「スナップ・スリープ」という状態は、モルヒネをのんでいるあいだずっと続いた。これは市販の眠気覚まし飲料やガムなんかじゃ解決しなかった。居眠り運転にでもなったら大変なので、車はやめてタクシーを利用するようにしていた。

次は吐き気である。モルヒネによる吐き気は脳の嘔吐中枢が直接刺激されて起こるため、胃腸の動きを改善する普通の吐き気止めじゃ効かない。精神科で処方されるメイジャー・トランキライザーという種類の薬が、嘔吐中枢に作用して、モルヒネによる吐き気を和らげることが知られている。

今回ぼくもあらかじめこの薬をのんでいたので、最初のうちは吐き気に悩まされることがなかった。しかしモルヒネ服用を重ねていくうち、二日酔いのときのような不快感を覚え始めた。食べようと思えば食べられないこともないけれど、おなかがすいたという気分にならないのだ。口にものを入れようとしたとたん「ウップ……」となったこともある。実際に吐くまではいかなかったが、この気持ち悪～い感じはしばらく続いた。マニュアルには「吐き気はモルヒネ服用開始から出現するが、同じ量を服用し続けていると二週間前後で体が慣れて徐々に軽くなる」と書かれているが、果たしてどうかな……。

……と思っていると、あれっ、気づいたときには確かに気にならなくなっていた。モルヒネをのみ始めて一週間過ぎたころだろうか。ついうれしくなって、妻にこう言ってみた。

「いやーずいぶん楽になったよ。これって、つわりみたいなもんだよね？」

すると彼女は頑として答えた。

「絶対に絶対に違います！」

実はうちの妻はつわりがひどくて、娘がおなかにいるあいだ中ずーっと苦しめられたのである。モルヒネの吐き気どころじゃなかったんだろうな。ゴメンナサイ。

それにしても、吐き気というのは人を肉体的にも精神的にも参らせるものだ。ときどきモルヒネを服用している患者さんが、がっかりした顔で「今日は一回吐いてしまいました……」と言うことがある。がんが進行して体力が消耗しているとき、やっとの思いで食べたものを吐いてしまったら、たった一回であったとしてもさぞつらいだろう。だが幸い、いまは吐き気止めも種類がいろいろあるので、モルヒネ副作用の吐き気に長期間苦しむことはないはずだ。また、体が慣れてきたらもちろん吐き気止めは中止できる。

次は便秘である。これはモルヒネのみならず、コデインのような弱オピオイドでも必ずあらわれる副作用で、薬が腸液の分泌と大腸の動きを抑制し、肛門の括約筋の緊張を強めるために起こる。吐き気と違って耐性はできない。つまり、のみ続けていれば軽くなるとはいかないのである。だから原則として、モルヒネを服用しているあいだはずっと一緒に下剤をのみ続け、便の水分を保持するとともに腸を刺激することが必要だ。

ぼくも今回、便を軟らかくするタイプの下剤をのんでいたけれど、それでも数日間は出なかった。ムカムカ感があるあいだは食事の量も減っていたからあまり気にしなかったのだが、五日目ともなるとさすがに心配になってくる。これまで生きてきた四十七年間、便秘に苦しんだことは一度もない。こんなに溜め込んでいたら大変なことになるかも……と思うと、居ても立ってもいられなくなった。

そこで意を決して浣腸することにした。もちろんこれも初体験である。出口が固ーく締まっているせいで、浣腸器の先っぽがなかなか入らない。やっとのことでグリセリン一二〇ccを注入し、しばらく我慢してからトイレへ駆け込む。思いきりいきんだところ、お尻から何かが出たのがわかった。「あー出た出た、よかった」と喜んだのもつかの間、それは、なんとウンチでなく〝いぼ痔〟だったのである。恐る恐る肛門に指を突っ込んでみると、石ころみたいにカチンカチンの便が触れた。えーい、ままよと指で少しずつかき出す。何十分もかかって、ようやくおなかに溜まっていたものを全部出すことができた。キタナイ話ですみません。

これに懲りて、以後は下剤の量を増やしてみた。いかにもわかったような顔でいままで患者さんに下剤の説明をしていたが、実際に排便の調節をするのは言うほど簡単じゃないことがよーくわかった。浣腸しなくても便が出たときの気持ちよさは忘れられない。患者さんが「今日は自然に便が出たんですよ」とうれしそうに報告してくれたとき、心のどこかで「下剤をのんでいるんだから当たり前」と思っていたのが実に申し訳ない。いまならぼくもわかる。普通に排便できるというのは、なんとありがたいことなんだろう。

排尿障害というのもよくある副作用だ。肛門だけでなく尿道の括約筋も緊張するからである。今回モルヒネをのんでからは、オシッコが出てくるまでの時間が長くなったように感じられた。しかし幸い、一度出始めると最後までスムーズにいったため、前立腺肥大のときに処方するような排尿障害改善薬までは使わずにすんだ。

次はかゆみである。ぼくの場合、ふくらはぎや膝の裏側がかゆくてたまらなくなった。かゆみ止めの抗ヒスタミン剤をのんだり、軟膏を塗ったり、重曹水で拭いたりしてみたけれど、たいした効果はない。あまりのかゆさに思いきり掻きむしって、水ぶくれを作った。ついには軟膏を塗りやすくするため、娘に借りたカミソリですね毛を剃ってしまったほど。人にはいつも「かゆくてもガマンガマン！」なんて言うくせに、忍耐力のなさが家族にバレバレであった。しかしこのかゆみも、水ぶくれが破れてカサブタになるころには、いつの間にか治まっていた。

最後の副作用は「せん妄《もう》」。この言葉は幻覚や幻聴、おかしな言動などを指す。これを聞いて「やっぱり麻薬なんだ……」と怖がる人もいるかもしれないが、モルヒネの副作用としては頻度が低いものだし、万一せん妄の症状が出たとしても対策はちゃんとあるので、心配は要らない。ぼくの場合は幸い、せん妄とまではいかなかったが、スナップ・スリープから急に目覚めることが続いたためか、よく夢と現実が混乱した。ついさっき話していた内容を忘れてしまうことも多かった。妻から何度も「それはさっき聞きましたよ」と言われたものだ。モルヒネをのんでいるあいだに重要な決断をしなければならなくなったら、だれか信頼できる人に一緒にいてもらうほうがいいかもしれない。

そんな具合で今回、マニュアルに書かれている副作用はほとんど出たという感じだった。おかげで非常に貴重な実体験ができたわけである。教科書を読んだだけではわからなかった「不快感」のリアリティーと、それが解決したときの喜び。これからはいままでよりもっと、患者さんの本当の気持ちに寄り添うことができそうだ。

◇依存症にならない？

この質問に対する答えは簡単である。痛みがある状態でモルヒネをいくら使っても、ゼッタイに依存症つまりモルヒネ中毒にはならない。それでは、その理由を簡単な例で説明しよう。

オピオイド鎮痛薬のところで述べた「オピオイド・レセプター」を覚えておられるだろうか。快感物質であるオピオイドが入る〝鍵穴〟のことだ。実はこのオピオイド・レセプターは一つじゃない。はっきり確認されているものは、いまのところ三種類。それぞれ、μ（ミュー）、κ（カッパ）、δ（デルタ）というギリシャ文字の名前がついている。このうちオピオイドや痛みのメカニズムに直接関係してくるのは、μとκのレセプターである。

人の神経系では、普通の状態だとμとκのバランスが取れて天秤がつり合っている。そこへ持続する強い痛みが加わると、神経系の中に〝非常事態宣言〟が出されて、κと結びつくオピオイドだけがドバッと放出される。その結果、κの天秤皿が重くなりバランスが崩れてしまう。ところがモルヒネというのは、おもにμと結びつくオピオイドなので、この状態で投与すれば天秤が元のバランスを取り戻すのである。

では、痛みのない人がモルヒネをのむとどうなるか。μと結びつくオピオイドがドバッと入ってくるわけだから、当然天秤が傾く。μは快楽中枢に作用するため、これによって強い快感が得られる。一度こういう刺激を受けると、脳は再び快感を求めるようになる。これが依存症のメカニズムである。

おわかりだろうか。モルヒネが依存を引き起こすのは、μレセプターと結びつく力が強いからだ。しかし強い痛みが持続している場合にはκが活性化している（つまり天秤が重くなっている）ので、快楽中枢のドアが閉ざされ、モルヒネを使っても絶対中毒にはならないのである。さらに言えば、活性化しているκと同じだけμを活性化させなければ天秤はつり合わない。したがって、痛みを取る目的の場合は、怖がらずに十分な量のモルヒネを使ってバランスを元に戻さないと意味がないのだ。

しかしよっぽど激しい痛みがずーっと続かない限り、κの天秤が重くなったままということは通常あまりない。だから、がん以外でモルヒネが必要となる状態なんて普通はめったに起こらないのである。まして自分自身が定期的にモルヒネを服用した経験を持つ現役の医師など、おそらくほとんどいないだろう。なぜぼくがあの腰椎すべり症の痛みを〝ラッキー〟と称したか、これで理解していただけたと思う。普通は処方できないような特殊な薬を、腰椎がすべったおかげで体験できたのだから。

薬の効果や副作用を患者さんに説明する際、自分自身がのんだことのある薬ならマニュアルの行間まで読み取れるので、よりきめ細かく説得力のある話ができる。患者さんの安心度も格段に違うはずだ。あらためて、神さまに感謝である。

モルヒネ以外のオピオイド

ここまでモルヒネの作用と副作用についてだけ述べてきたが、オピオイド鎮痛薬はほかにもある。モルヒネ以外によく使われるのが、「オキシコドン」と「フェンタニル」だ。

オキシコドンというのはモルヒネを生成する過程で生じる物質で、強オピオイドである。モルヒネとほぼ同等の鎮痛作用を持ち、やはり「天井効果」がない。モルヒネより多少副作用が軽くすみ、腎臓への負担が少ないと言われている。腎機能に障害がある患者さんの場合は、この薬が使われることも多い。

フェンタニルは合成された麻薬で、とても強力なオピオイドだ。μレセプターと非常に結びつきやすく、効き目はモルヒネの八〇倍から一〇〇倍と言われる。しかもモルヒネに比べて腸への作用が少ないため、便秘が起こりにくい。眠気やせん妄などが出る頻度もモルヒネより低いし、吐き気も出にくいと言われる。また、「フェンタニルパッチ」と呼ばれる貼り薬があることが特長だ。三日ごとに貼り替えればいいだけなので、服薬スケジュールに振り回されないですむ。何らかの理由で経口投与ができない患者さんの場合も、パッチなら心配要らない。

こんなふうに書くと、「じゃあモルヒネよりフェンタニルのほうが優れた薬じゃないか」と思われる方もいるだろう。しかしやっぱり、強オピオイドの中で第一に選ぶべき薬はモルヒネなのだ。まずは、歴史が長く使い方が確立されていること。次に、錠剤、カプセル、粉、水薬、坐薬、注射剤と豊富な種類があるので量や投与方法を調節しやすいこと。そして塩酸モルヒネという、突発的痛みに備えた即効性の「レスキュー」があることが大きな理由である。

けれども、薬の作用の仕方や副作用のあらわれ方は人によって千差万別。そこで、モルヒネがどうしても合わない患者さんにはオキシコドンやフェンタニルを処方したりする。使用しているオピオイドの副作用が強いときは、オピオイドの種類を替えることで、鎮痛効果を保ち副作用の軽減を図るのだ。こういった〝オピオイド交替作業〟のことを「オピオイド・ローテーション」と呼ぶ。

ただしその場合でも、医療者側の立場にある人は、痛みを取る基本手段があくまでもモルヒネということを忘れてはならない。適正量の見きわめや、併用する消炎鎮痛剤の選び方、副作用対策などをまず十分おこなったうえで、次善策としてオピオイド・ローテーションという選択肢を選ぶ必要がある。

モルヒネがだめでもあきらめないで

夢の神・モルフェウスにその名の由来を持つモルヒネ——ぼくにとってはまさしく「神さまからの贈り物」だった。けれどそんなモルヒネも、実は万能薬じゃない。ある種の痛みに対しては、効果が弱いのである。

まずは炎症に伴う痛み。がん患者さんの場合、骨転移に伴ってこうした炎症性の痛みが起こってくることが多いが、これには残念ながらモルヒネが効きにくい。しかし、「炎症ならまかしとき！」という頼もしいサポーターがいる。ＮＳＡＩＤｓだ。したがってがん患者さんの痛みコントロールでも、モルヒネなどのオピオイドと併用してＮＳＡＩＤｓがよく使われるというのは前に述べた。

そしてもう一つ、モルヒネが効きにくいと一般的に言われるのが、神経線維そのものが傷ついて起こる痛み、すなわち神経障害性疼痛である。

骨盤の中には神経が網の目のように張りめぐらされているため、大腸や卵巣など腹部にできたがんが転移すると、神経因性の激痛が起こる。こうした痛みには、「鎮痛補助薬」と呼ばれる抗うつ剤、抗けいれん剤、抗不整脈剤などの薬が有効な場合が多い。いずれも、電気が走るような痛み、刺すような痛み、焼けるような痛みに効果があると言われる。脳の神経細胞の伝達を安定させるからではないかと考えられるが、なぜ効くのか実はあまりよくわかっていない。脳の働きはとても複雑なため、痛みを抑えるメカニズムもまだまだ研究段階なのだ。

薬のほか、痛む部分が限られている場合には、「神経ブロック」という鎮痛法もある。体の外から針を刺し、麻酔剤などを神経線維や脊髄を包む硬膜の外に直接注入することによって、痛みの伝達をブロックするやり方だ。うまくいけば確実な鎮痛効果が得られる。

ところで、ぼくが経験した腰椎すべり症の痛みだが、すべった腰の痛みと、椎間板が飛び出して大腿神経を圧迫したことで生じた神経因性の痛みが混ざっていた。普通に考えるとモルヒネは効きにくいはずだ。しかし実際には、劇的に効いたのである。腰椎すべり症のように神経が圧迫されることで痛みが起こる場合には、最初のうちならまだ神経線維そのものに障害がないので、モルヒネが有効なのだ。だが圧迫が進行して神経線維が傷ついてしまうと、神経障害性疼痛になるわけである。

がんの患者さんはたいていい、侵害受容性疼痛と神経障害性疼痛の両方をあわせ持っている。病状が進行するにつれ、呼吸困難感や倦怠感などの症状も出てくるため、よけいに痛みが増強されることが多い。しかしそれでもあらゆる手段を考えたなら、痛みを和らげることは必ずできるはずだ。たとえモルヒネがだめでも、決してあきらめないでほしい。

ＷＨＯからの提言

いまからちょうど四半世紀前、ＷＨＯは〝二〇〇〇年までにすべてのがん患者を痛みから解放しよう〟のスローガンを掲げ、「がん疼痛救済プログラム」というプロジェクトに取り組み始めた。各国から専門家を集めて協力を得、『がんの痛みからの解放』という本をあらわしたのが、一九八六年のことである。二十二カ国語に翻訳されたこの本はＷＨＯ出版物のベストセラーになり、緩和ケアを志す医師のバイブル的存在となった。

このＷＨＯガイドラインによると、がんの痛みに使う鎮痛薬は三段階に分けられる。第一段階が、ＮＳＡＩＤｓ・アセトアミノフェンなどの非オピオイド。第二段階が、レペタン・ペンタジンなどの強力な鎮痛薬やコデインなどの弱オピオイド。そして第三段階が、モルヒネ・オキシコドン・フェンタニルなどの強オピオイドである。

痛みがある場合にはまず第一段階の薬を試し、それが効かなければ第二段階の弱オピオイドを加え、さらにそれでもだめなら弱オピオイドを第三段階の強オピオイドに切り替える、といった具合にコントロールしていく——これが、WHOの提唱する標準的ながん疼痛治療法だ。ちょうど一段ずつはしご（ラダー）を上っていくようなやり方なので、「WHO方式三段階除痛ラダー」と呼んでいる。

そのほかにWHOでは、次の五つの原則に従って鎮痛薬を使うようにすすめている。

一つ目は「経口投与（by mouth)」。注射や坐薬に比べ、薬を口から摂取するというのは患者さんにとってもっともやりやすい方法だ。特に在宅医療の場合は経口投与が基本となる。

二つ目は「時間を決める（by the clock)」。がん患者さんの痛みはほとんどが持続性である。痛いときだけ薬を使うというやり方ではなく、鎮痛効果に切れ目が生じないよう時間を決めて規則的に服用しなければならない。

三つ目は「ラダーに従う（by the ladder)」。三段階除痛ラダーに沿って薬を選択するのが肝要ということである。ただ、場合によっては第二段階をスキップすることもある。非オピオイドで取り除けないような激痛ならば、最初からモルヒネを使ったほうが賢明だからだ。そうすれば、使う鎮痛薬の総量が少なくてすむ。また、モルヒネだけを使っていれば副作用対策もやりやすい。

四つ目は「個々の適正量で（by the individual)」。第一段階や第二段階の薬と違って、強オピオイドには標準投与量というものがない。〝天井〟が存在しないからだ。患者さんの痛みが消える量が、その人の適正量ということになる。一回にのむモルヒネが五ミリグラムですむ人もいれば、一〇〇〇ミリグラム必要な人もいるのだ。この適正量の見きわめが何より大事になってくる。そのため患者さんの側としては、オピオイドによる鎮痛が始まったとき、ぼくがやったように、のんだ時刻と効き始めた時刻、薬が切れて再び痛みが出た時刻、副作用の出方などを記録しておくといいだろう。

五つ目は「そのうえで細かい配慮を（with attention to detail）」。患者さんそれぞれが求めるものは、病状や体調のみならず価値観や生活様式によっても異なる。薬を決めたり替えたりするその都度きちんと話し合い、本人や家族の不安を取り除くことが必要だ。

これらの「WHO方式がん疼痛治療法」は、どの国に住んでいてもどこの科に属している医師でも、患者の療養場所を問わずに実施できることを目標にして策定された。〝二〇〇〇年までにすべてのがん患者を痛みから解放する〟というスローガンはまだ完全実現されていないにせよ、このWHO方式により、がん患者の九〇パーセント以上が痛みのない生活に戻れるようになったという。

日本ではどうなっているか

こうして世界の緩和ケア先進国では、ここ二十年の間に医療用モルヒネの使用量が右肩上がりに増加した。しかしひるがえって日本ではどうなっているか?

埼玉医科大学客員教授の緩和ケア医・武田文和先生の試算によると、がん患者全員の痛みに対応するには現在の数倍から一〇倍ものモルヒネが消費されなければならないそうだ(『がんの痛みを救おう! 「WHOがん疼痛救済プログラム」とともに』医学書院刊・二〇〇二年)。一九九〇年には数えるほどしかなかった緩和ケア病棟が百五十を超える勢いで普及した(二〇〇六年現在)にもかかわらず、人口当たりの日本のモルヒネ消費量はほとんど増えていないのである。ゆゆしき事態と言わざるを得ない。なお武田先生については、このあとあらためてご紹介する。

いまや三人に一人、高齢者では二人に一人ががんになると言われる時代。我が国では、がんが原因で亡くなる人が年間およそ三十万人いる。なのに、そのうち緩和ケアを受けている人はわずか五パーセント、一万五千人しかいない。これはつまり、いまでも痛みに耐えながら亡くなっていくがん患者さんが多いということだ。

二〇〇二年、厚生労働省と日本医師会は、武田先生のほか緩和ケアの専門家十数名を執筆者として『がん緩和ケアに関するマニュアル』を作成した（財団法人日本ホスピス・緩和ケア研究振興財団発行）。これは日本医師会の全会員およそ十六万人に配布されたという。がん疼痛コントロールに熱心な医師や看護師の数も増えた。また、オピオイドの適正な使用法に関する勉強会も全国各地でおこなわれている。しかし、ぼくも何度か出てみてわかったのだが、参加者や講演会の講師の顔ぶれがいつもあまり変わらないのだ。つまり、緩和ケアに興味を持っている医療者は新しい知見を学ぼうと一生懸命だけれど、興味のない人間はいつまでたってもそのまんま。必ずしも啓蒙が効率的に進んでいるわけではない。

「WHO方式がん疼痛治療法」に基づく痛みのコントロールや、モルヒネについての正しい知識などは、緩和ケア専門医にとってはジョーシキ中のジョーシキ。知らない人はまずいない。ところが驚くべきことに、日本の医師の半数近くがWHO方式による鎮痛薬の使い方を知らないそうだ。モルヒネで麻薬中毒になると考えている医師も、少数だがいるという（産経新聞二〇〇六年七月三十一日の記事より）。その結果、一九九六年の調査では、大学病院でもがん患者さんの痛みを五〇パーセント足らずしか取り除けていないのだ。

ぼくらのあいだの常識がこれほど行き渡っていないのが現状なのである。「我慢できない痛

み と闘った」などという話を耳にすると、何ともいえない腹立たしさを感じる。そんなの、医者の怠慢じゃないか。

とは言うものの、ぼくだって痛みを治療する立場に立つ前は、悪性脳腫瘍を少しでも小さくするにはどうしたらよいか、そればかり考えていた。患者さんの訴える痛みにまったく興味がなかったといっても過言ではない。だからこそ、痛みの緩和が医療の原点だと気づいたいま、自分にできることから一歩一歩進めていくしかないと思っている。願わくばこの本を読んでくれた皆さんが、痛みに関する正しい知識を一人でも多くの人に伝えていってほしい。

緩和ケアの仲間たち

このレクチャーの最後に、がん疼痛コントロールに携わってきた〝同志〟たちのことをお話ししたいと思う。

緩和ケアに転向してまだ四年しかたっていないけれど、ぼくには同じ理想を持つ仲間が全国にたくさんいることがわかってきた。また、笹川医学医療研究財団の奨学金でオーストラリアやニュージーランドの現状を視察したとき、海外の緩和ケアスペシャリストたちとも知り合うことができた。オーストラリアでは緩和ケアや地域医療に携わることが医師に義務づけられており、さまざまな職種の専門家が同じ視線で一人ひとりの患者さんを診る「チームアプローチ」がおこなわれている。まさに理想的と言えるシステムが根づいているのである。だがこの制度を日本へ直輸入することは諸事情を考えると難しいし、いまの医学界にすぐなじむとも思えない。それでも見習うべきところは見習い、できることから始めていかなければ何も変わらないというのがぼくの持論だ。

緩和ケアの医師になってから、脳神経外科で仕事をしていたときには気にも留めなかったさまざまなことに重要性を見出してきた。その一つが、患者さんの痛みを評価する能力である。痛みに苦しむ患者さんをほかの病院から紹介されることが増えたが、その多くは医師の評価能力不足が原因で、ずっと痛いのを我慢してきた人たちなのだ。

がんが国民病となった感のある現在、どの科に所属する医師でもがん患者さんと出会う確率は非常に高い。それならばせめて痛みの評価法やモルヒネの適正な使い方だけでも、医学生の教育には欠かせないんじゃないか。また、もし自信がなければ緩和ケアの専門家に相談する勇気も医師にとっては必要だと思う。ぼくがかかわりを持っている獨協医大病院は先端医療の発信地だし、栃木県立がんセンターはがん治療の地域拠点病院だ。それでもそこだけで年間千人近い人が、がんで亡くなっているのである。痛みの緩和ケアは、すべての病院で早急に取り入れなくてはいけない課題だと思う。

さて、ぼくがそんな緩和ケアに目覚めるずーっと前から、患者さんの痛みと真剣に向き合ってこられた方がいる。それが先ほど登場した武田文和先生である。実は武田先生は、日本における医療用モルヒネの普及にもっとも貢献された方なのだ。がん疼痛緩和のことを語るとき、先生の来し方に触れないわけにはいかない。一九八二年から始まったWHOの「がん疼痛救済プログラム」に最初からかかわってきた、ただ一人の日本人医師なのである。

武田文和先生は群馬大医学部卒業後、大学病院で勤務されたのち埼玉県立がんセンターへ開所当時から移り、脳神経外科医として悪性腫瘍の治療に尽力してこられた。脳神経外科の専門医になるのは厳しい道のりだ。だから、そこから緩和ケアへ転向する医師というのはかなりの変わり種と言っていい。ぼくだけじゃなく武田先生も、その変わり種の一人なのである。何が彼をそこまで揺り動かしたのかと思っていたが、答えは前述の著書『がんの痛みを救おう！「WHOがん疼痛救済プログラム」とともに』の中にあった。

脳神経外科を専攻する前、大学病院で外科医を志していた武田先生は、ある日進行性胃がんの患者さんと出会う。激しい痛みを訴えるその人にモルヒネ処方を考えたが、先輩医師から「モルヒネはなるべく使うな」とクギを刺されてしまった。一九六〇年代半ば、モルヒネの濫用は麻薬中毒者を作るというのが、医師のあいだでさえ定説だったのである。激痛に耐えながら亡くなっていった患者さんを見て、武田先生は大きな疑問と無力感を抱いたという。

やがて移籍した埼玉がんセンターでは、「末期患者への対応に特に配慮する」という、当時としては先進的な考えが基本構想の中に盛り込まれていた。武田先生はそこでイタリアの大学教授が論文発表した除痛法を実践するなど、患者さんの痛みの除去にとても熱心に取り組んだ。そしてある日、ペインクリニックの先達であるイギリスのサードロウ教授をがんセンターへ招待し、勉強会を開いたのである。一九八二年のことだ。

サードロウ教授は、WHO本部のコンサルタントでもあった。「がん疼痛救済プログラム」開始にあたり、日本も協力してほしいと厚生省（現・厚生労働省）に公式書簡を送ったにもかかわらず、なしのつぶてだという。それを聞いた武田先生が厚生省の担当審議官に問い合わせたところ、誰か協力者を探してくれないかと逆に頼まれてしまった。ところが、どこに連絡してみてもがん疼痛に興味を示す人物が見つからない。そこでご自身の出番となったわけである。

正直言うと、職人肌といった雰囲気を持つ脳神経外科医にとって、痛みというのはあまり興味をそそられる分野ではないはずだ。なのにみずから除痛法を実践したり、WHO協議会への参加を決めたりといった事実は、武田先生の医師としての強い使命感のあらわれである。患者さんの痛みを何とかしたい……その一心だったのだと思う。もしここで武田先生の勇気あるご決断がなかったら、日本の緩和ケアはいまよりさらに遅れていただろう。

やがて武田先生はＷＨＯコンサルタントとして、ベトナム、フィリピン、中国、パプアニューギニア、カンボジアなどアジアの発展途上国に派遣され、がんの発生状況や治療方法を調査したり、医療用麻薬に対する各国の規制を調べたり、医療者の教育をおこなったりと、多方面で活躍されるようになる。そんな中、カンボジアの指導者候補となる医師を連れて、緩和ケア先進国のオーストラリアで研修をおこなった。その際カンボジア研修生受け入れに協力したのが、かのイアン・マドックス教授なのである。理想の緩和ケアというたいまつを掲げるスペシャリスト同士、やはり見えない縁があったのだろう。

我が国でも年に一度、医療用麻薬の適正使用の講習会が開催される。その席でぼくは、武田先生に直談判したことがある。

「日本のモルヒネ消費量が極端に少ないのは、医療者側に疼痛コントロールの知識がないせいであり、その根本原因は医学教育の不備にあると思います。医学部のカリキュラムを改良するため、政府にも顔の利く武田先生からぜひ、現場の事情を説明していただきたいのです」

すると武田先生はこう答えた。

「確かにそのとおりです。だが、政府を動かすのは私なんかじゃない。日々現場で患者さんの声を聞いている、若いあなた方なのですよ」

目からウロコが落ちる思いだった。そう、大変なことを人に押しつけるんじゃなく、ぼく自身が何をすればいいか具体的にアピールしていくことが大切なのだ。当たり前のことに気づかされて感激したぼくは、このときの感想を手紙に書いて武田先生宛に送ってみた。するとお返事が届いたのである。それまで武田先生という方はぼくにとって、大きな会場のステージ上で講演される遠い存在だったが、この一件で非常に距離が縮まった気がしてうれしかった。それ以来、折にふれてやり取りさせていただいている。何かというと手紙を寄こしてくる妙なやつ……と思われているかもしれないけれど。

モルヒネがこの世に誕生したのは、二百年以上前のことだ。しかし、長いあいだ不当な扱いを受けてきたこの薬がようやく日の目を見るようになってからは、まだわずか二十年にしかならない。痛みのない生活という、人間のもっとも基本的な要求を満たすための優秀な助っ人――モルヒネ。再び白い目で見られることのないよう、その適正な使用法をいろんな場所で発信していかなければならないと思っている。

第三部　生きるための緩和ケア

ここからは、いまぼくが携わっている在宅ホスピスの様子をお伝えするとともに、緩和ケア医療のあるべき姿を考えていきたい。

二〇〇六年は、ぼくにとって生まれて初めてのイベントが多い一年だった。五月、腰椎すべり症になり、初のモルヒネ定期服薬を体験。六月、手術初体験。その後、初の車椅子生活。まともに歩けなくなってリハビリを受けたのも初めてだった。八月、処女作『幸せのシッポ』出版。そして十一月十一日、「とちの木病院」の近くにある福祉用具管理用の施設を借り受けて事務所を構え、「在宅ホスピス・とちの木」を開所したわけである。

さて、今後はどんなハプニングが待ち受けているんだろう。実はけっこう楽しみでもあるのだが、いまとなっては、あまり想定外の出来事が起こってもらっちゃ困るというのもホンネ。何たって、三百六十五日・二十四時間態勢の勤務だからね。

それではまず、ふだんのぼくの生活についてお話ししよう。

在宅ホスピスの日常

「在宅ホスピス・とちの木」の一日は通常、朝八時半に始まる。けれどもぼくはたいてい七時半ごろ事務所に着く。昔から、早めに出勤して勤務前に自分の時間を楽しむのが好きなのだ。まず墨をすって、書の課題を数枚書き（ぼくは「とちの木病院」の書道部に所属しているのです）、一日の始まりに向けて心を落ち着ける。それが終わるころ、看護師さんが元気よく出勤してくる。ぼくの頼もしい相棒だ。

二人でその日に訪問する予定の患者さんの住所を調べて、効率よく回れる順番を検討する。道路状況などを考慮し、それぞれのお宅にだいたい何時ごろ行けるか考える。その後看護師さんが患者さんのお宅に順次電話をかけ、訪問予定時間を伝えるとともに、不足している薬はないか聞き出す。必要ならぼくが処方箋を発行し、診療録に処方内容を記入して日付印を押す。注射の準備もしなくちゃいけない。モルヒネ二〇〇ミリグラムのアンプルを何十本も使う場合があるので、事務所であらかじめ用意しておく。

そんなふうにあわただしく準備を進めるうち、八時過ぎには事務員さんもやってきて、ぼくの大好きな紅茶レディーグレーを用意してくれる。ふだん飲むのは抹茶かレディーグレーと決めているので、事務員さんが迷うことはない。そうこうするあいだにも出発の時間となる。事務所を出るのは、いつもだいたい九時半ごろだ。

訪問診療の時間は、一軒のお宅でおよそ二十分くらい。診療が終わると、皆さん気を使って、よくお茶やお菓子でもてなしてくださる。「次の予定があるから」と遠慮することもあるけれど、患者さんがもう少し長く話したがっている様子だと、無視できない。心配事や悩みを解決するために話し合いが必要だったり、ぼくと話をすること自体が患者さん本人や家族のケアにつながったりする場合も多いからね。そんなときは、次の訪問予定を気にしつつも可能な限り時間を使い、お茶をいただきながらあれこれ語らう。

こんな具合に、時間に余裕を見てスケジュールを組んでいても、けっこうギリギリになったりするわけだ。行き先が事務所のある栃木市近辺に集中していれば午前中に五、六軒は訪問できるのだが、遠くの患者さんが一人でもいると、その通り道に当たる人を予定に組んで効率よく回ったとしても、二、三軒がいいところか。受け持ちの患者さんは現在二十〜二十五人だが、医師がぼく一人では一日に七、八人の患者さんを訪問するのが精いっぱいなので、これが限界だろう。それでも山間部や農村など不便な場所に住む人たちにとっては、栃木県内に緩和ケア病棟がもう一つできたようなものだと思う。

途中でコンビニに寄って簡単なお昼をすませ、午後からも同じようなスケジュールで訪問診療をおこなう。事務所に帰ってくるのは夕方だ。事務員さんの勤務は五時まで。六時半には看護師さんも帰宅する。彼女は母であり主婦でもあるので無理はさせられない。ぼくは診療録を整理したり、書類を書いたり、講演や授業の準備をしたりして、夜八時ごろまでは事務所に残る。そのあと帰宅。特別な場合を除いて、夕食は基本的に毎晩家で食べるようにしている。

在宅ホスピスの診療は、大きく分けて二種類ある。あらかじめ予定しておこなう定期的訪問診療と、緊急時の往診だ。訪問診療が終わって帰宅したあと、何もなければ平和な夜を過ごすことができるけれど、ときに患者さん宅からの緊急連絡が携帯電話に入ってくる。

「レスキューを使ったのですが、それでも痛みが強くて……」とか、あるいは家族から、「とても息苦しそうなんです。どうしたらいいんでしょう……」とか。

さあ、こうなると夜はエンドレス、いつ帰れるかわからない。ぼくは妻に「これから出動するよ！」と告げ、往診カバンを引っ下げて出かけていく。

患者さんのお宅に着くと、不安そうな本人や家族にたちまち取り囲まれる。無理もない。ふだんは自信に満ちあふれ的確な判断ができる人でも、自分や家族が病気になると思いのほか取り乱し、気弱になり、オロオロしてしまうものだ。いっそ家にいるよりも、病院の管理下に置かれて何もかも他人にゆだねてしまったほうが楽だと感じることもあるだろう。まして病気の名前が進行がんだとすれば、そのストレスは察するにあまりある。こういう緊急事態にどう対応するかが、在宅緩和ケア医の腕の見せどころである。だが状況は緊迫しており、非常にシビアだ。

ぼくは全神経を集中させて患者さんの様子を観察し、苦しい症状を和らげるためのあらゆる手を尽くす。オピオイドによる鎮痛のほか、酸素吸入をおこなったり、胸水や腹水を抜いたりして、突発的な苦痛に対応する。ぼくの力及ばず症状が緩和できないとなれば、患者さんはあきらめて「やっぱり入院したい」と言い出すだろう。そうなったら、在宅での看取りどころじゃなくなってしまう。

こうして症状が落ち着き、「これなら寝られそうです」と言ってもらえて初めて、ようやく家に帰ることができるのである。窓の外を見たらいつの間にか明るくなっていた、なんてこともしょっちゅう。数時間仮眠をとるだけで、そのまま次の患者さんの訪問診療に出かけたりするわけだ。

なかなかシンドイ仕事ではある。けれどもそのぶん、やり甲斐はとてつもなく大きい。〝緩和ケア病棟から自宅に戻れるシステム〟を絵に描いたモチにしないために、日々フル稼働で栃木県内を飛び回っているぼくなのである。

ベストセラーのような現場

二〇〇六年四月、医療保険の診療報酬が改定された。

この医療保険診療報酬改定というのは、厚生労働省の諮問機関である「中央社会保険医療協議会（中医協）」が数年に一度おこなうもので、いわば医療サービスの新しい価格表作りである。病院はこの価格表にもとづいて、患者さんと保険組合にサービスの対価支払いを請求するわけだ。

このたびの改定で初めて、「在宅療養支援診療所」という制度がもうけられた。それによると、二十四時間対応できる医師や看護師が常勤していること、緊急時の受け入れ態勢が確保されていることなどいくつかの条件を満たす場合に、「在宅療養支援診療所」として認定し、診療報酬の加算を認めるという。がん患者さんの療養を管理したり、終末期緩和ケアを実施したり、在宅での看取りをおこなったりした場合は、加算幅が大きくなる。

厚生労働省は医療費削減の一環として、病院で亡くなる人の数を減らそうとしているのだ。そのためには、在宅での療養と看取りが可能になるシステム作りが必要となる。病院でおこなうのは原則として急性期のケアのみとし、回復期から慢性期になったら在宅療養にスイッチするようにしましょう、という考えだね。つまり在宅療養を病院の〝受け皿〟と見込んでいるのである。

患者さんの側にしてみれば、政府のお墨付きと補助金をもらって病院から自宅へ戻れるようなものだ。経済的負担も思いのほか少なくてすむし、病院のベッドに縛りつけられた状態とは違って、自分の家だから自由に動ける。好きなものも食べられる。たとえ末期のがんであっても、最期まで自分らしく過ごすことができるのだ。メリットは大きい。

しかしこの診療報酬改定を受けて、中にはあまり志の高いとは言えないような医師までが「在宅療養支援診療所」に名乗りを上げるケースも出てきた。負担の大きい終末期緩和ケアを嫌って、最初から「がん患者はお断り」と明言するところもあるという。こんなドクターのもとでは、在宅での看取りなど望むべくもないだろう。でもぼくに言わせれば、在宅医の実力とは、どれだけの患者さんを幸せな看取りへ導くことができるかで評価されるものだと思う。

病院で亡くなる人が全体の八割を占める中、自宅で死を迎えることに不安を感じる人も多いだろう。だけど、人の誕生と死が生活の場から切り離されてしまったのは、人類の長い歴史においてほんの最近のことにすぎない。近ごろ教育の現場では「命の大切さを考える」みたいなテーマがしょっちゅう取り沙汰されるけど、人の死が再び暮らしの中に入ってくれば、どんな子どもも命の尊厳を、理屈じゃなく体で自然に理解できるようになるんじゃないだろうか。

身近な人の死を経験したことがなければ、時間の経過とともに起こってくる生理的現象も、患者さんを見守る家族にとっては戸惑いと不安の元であるに違いない。場合によっては、在宅での看取りを家族が後悔する羽目になりかねない。そこをきちんとケアして自然に看取れるようにしてあげるのが、在宅緩和ケア医の大きな役割だと思う。

「在宅ホスピス・とちの木」では、平均で一カ月に七、八人ほどの患者さんを看取っている。もちろんそのほとんどは、在宅での看取りだ。夜間の往診に向かったとき、患者さんの命があと数時間だと見て取れることがある。いわゆる危篤の状態である。ぼくは家族の皆さんにそれを告げたあと、事情が許す限り、最期の貴重なひとときをともに過ごさせてもらうようにしている。夜通し一緒に過ごすこともしょっちゅうだ。

在宅ホスピスを始めてまだ半年あまりだけれど、何人もの患者さんのお宅でひと晩過ごさせてもらった。おかげで突然の〝お泊まり〟にもすっかり慣れた。幼いころ「お出かけ」と称していろんな人の家に泊めてもらった経験が、こんなところにも生かされているのかもしれないな。父が若かったころ、祖父の代わりに山の中の患者さんを往診してひと晩泊まってきた話をよく聞かされたものだが、いまぼくも同じことをしてるんだなあと思う。

臨終が近くなると多くの場合、呼吸に変化があらわれる。下顎《かがく》呼吸といって下あごを使って呼吸するようになったり、チェーンストークス呼吸といって浅く速い呼吸からしだいに深く大きい呼吸になるというパターンを繰り返すようになったり、二〇秒から三〇秒のあいだ呼吸が止まる無呼吸発作が出るようになったりする。これは非常に短い時間しか続かないこともあれば、数時間持続することもある。患者さんの全身状態が衰弱に向かった時点であらかじめ、「下顎呼吸や無呼吸が見られたら連絡してください」と家族に言ってあるので、「呼吸がおかしくなりました」と連絡を受けた場合は、ぼくも覚悟をしてお宅へ向かうのだ。

病人の呼吸状態が不安定だと心配になるものだが、二、三時間も経過するうち、はじめはじっと見つめていた家族もだんだん慣れてくる。ぼくは家族とともに患者さんのそばへ座り、これまで患者さんがどのような人生を送ってきたのか、家族が患者さんに対していまどんな気持ちを抱いているのか、残された人々はこれからどうやって生きていくのか、そんな話題をさりげなく持ちかけていく。無呼吸発作が出始めると、患者さん本人は話ができなくなる場合が多い。けれども、そんな状態でもまわりの言葉は聞こえている。聴覚というのは、人間の五感の中で最期まで残るものなのだ。だから、患者さんにも聞いてもらうつもりで、枕元でいろいろな話をする。

不思議なことにこの段階まで来ると、せっぱ詰まったような悲しみの空気はそこにはない。昔話に花が咲いたり、感謝の言葉が並べられたり、時には笑い声が起きることさえある。誰もが穏やかな表情で患者さんを見つめており、親しい人々の愛情に満ちた優しい時間があたりに流れる。こうした時間を一緒に過ごすと、子どもでもしっかり家族の最期を看取ることができるようになる。

そして、本当に火が静かに消えるように、最期の瞬間が訪れるのだ。患者さんの呼吸が止まり、これ以上ないくらい真剣な家族のまなざしがその上に注がれる。ぼくは脈を確かめ、小さくうなずく。

「先生……もう、泣いていいんですよね?」

家族の言葉に、ぼくは答える。

「いいんだよ。よくやったね。すばらしい看取りだったよ……」

堰を切ったようにあふれる涙、涙、涙……。みんな、それまでこらえていたものを吐き出すごとく、ひとしきり泣き尽くす。けれどそのあとは決まって、悔いのない看取りができた人特有の爽やかな表情が誰の顔にも浮かぶのだ。それは、できるだけのことはやったという充実感から来るものだろう。

『1リットルの涙―難病と闘い続ける少女亜也の日記』(木藤亜也著　一九八六年エフエー出版)という本がベストセラーになったと聞く。難病に侵されて早世した少女の手記で、とても感動的な内容だ。けれどもぼくは、この本にまさるとも劣らない感動をいつも与えてもらっているのである。つまり、読者の心を震わすベストセラーのような現場に日々立ち会っているわけだ。しみじみ思う――医者になってよかった、緩和ケアを知ってよかった、在宅ホスピスを始めて本当によかった、と。ここへたどり着くまでにぼくを導いてくれたすべてのものに、心から感謝したい。

〝医療にとって死は敗北〟と考える近代医学の精神からすると、看取りの医療というのは勝つ可能性ゼロの賭けのようなものかもしれない。医者がどんなに手を尽くしても、患者さんは必ず亡くなっていくのだから。ある在宅緩和ケア医の先生が「私たちの仕事は致死率一〇〇パーセント」と言っておられたが、まさにそのとおりである。

しかし、よく考えてみてほしい。人間、誰でも間違いなくいつかは死ぬのだ。将来どうなるかわからないことだらけの世の中で、これだけは絶対変わらない真実である。その意味では、ぼくらみんな致死率一〇〇パーセントじゃないか。だとすると、〝死＝医療の敗北〟という考えにとらわれるのは、あまりに物の見方が狭すぎるよ。治すことだけが医療だろうか？もしそんなふうに考えていたら、完治の見込みがないとわかった場合には、患者さん本人や家族と同じくらい、医者だってやりきれない気持ちになるに違いない。

患者さんを「死」から救えないことが敗北なんじゃない。医療にとっての敗北は、患者さんを「死の苦しみ」から救えないことなのだ。そして死の苦しみは、第二部で述べたトータルペイン（全人的な痛み）がすべて拭い去られたとき、消えてなくなるのである。

そこにはごく自然な形でのお別れが待っている。逆説的なようだけど、看取りの現場は亡くなっていく方の人生のクライマックスでもあるのだ。最期の命が燃え尽きる瞬間まで家族と一緒に付き合わせてもらえるぼくは、不謹慎な言い方かもしれないが、医者として〝いいとこ取り〟しているなあとつくづく感じる。

もう一度繰り返そう。人間、誰でも間違いなくいつかは死ぬ。けれども、死というゴールへ向かっていきなり墜落するのと、ゆっくり穏やかに軟着陸するのとでは、本人もまわりも受ける衝撃がまったく違う。死ぬことは人間にとって、生きることと同じくらい大切なステージなのだ。最期を看取る医療のあり方が、もっと注目されていいんじゃないだろうか。

看取り、そしてその後

これまでおおぜいの患者さんと、人生最期の時間をともに過ごしてきた。忘れがたい人たちばかりだが、そのうちのお二人についてご紹介したいと思う。

カネさんは七十一歳の女性。娘さん一家の住まいの近くで一人暮らしをしていた。大学病院で胃がんの治療を受けていたが、病気が進行したため「在宅ホスピス・とちの木」を紹介されてきたのだ。

娘さんのところには、中学二年生のあゆみちゃんがいる。軟式テニスをやって真っ黒に日焼けしている元気な女の子だ。おばあちゃんの家にもしょっちゅう自転車をこいで遊びに来ており、カネさんお気に入りの孫娘である。将来は看護師になりたいという夢を持っているらしく、介護保険の訪問入浴サービスのときも、真剣な様子で介助をしていた。「ひと月ぶりにお風呂に入れてさっぱりしたよ」と、カネさんは優しい笑顔をあゆみちゃんに注いでいた。

カネさんの無呼吸発作が始まったと連絡を受けたのは、その数日後である。往診すると、娘さん一家に加えて息子さんの家族も集まっていた。全員でベッドを囲み、カネさんの手を取って代わる代わる声をかける。しかし、残念ながら反応はない。やはりもうわからないのか……と誰もが思っていた。そのときだ。

「ばあちゃん、ばあちゃん！　だいじ？」

あゆみちゃんが話しかけた。「だいじ？」というのは、具合はどう？　という意味の栃木弁だ。するとカネさんが、かすかにうなずいたのである。

「なんだ、ちゃんと聞こえているんだね」

張り詰めた空気がふっとゆるみ、みんなの中に笑顔が生まれた。可愛い孫娘の声にこたえたいと、カネさんが最後の力を振り絞ったのかもしれない。そして数時間後、家族の十六の瞳に見守られ、カネさんは眠るようにその生涯を閉じた。

カネさんの胃には、食道を経由してカテーテルが留置されていた。亡くなったあとそれを抜き去るのだが、皮膚に五ミリくらいの穴があいてしまうため、二針ほど縫わなくてはならない。このときもあゆみちゃんは怖じることなく、立派にぼくのアシスタントをつとめてくれた。きっと、いい看護師さんになるだろう。

しばらくして、カネさんの家族から手紙が届いた。

〈このたびはいろいろお世話になりました。無事に葬儀も終わり、今は少し脱力感のまま、いつも通りの生活に戻ろうとしているところです。在宅ターミナルケアの存在を知り、自宅での介護ができた事は本当にありがたく、家族一同悔いなく送り出せたと満足しております。〝人の死を看取る〟という大場面を経験した事は、これからの人生において大きな教訓となり得るだろうと話し合いました。先生やスタッフの皆さんのおかげでここまでやれた事、心より感謝申し上げます。これから家族一同相和団結し、この経験を無駄にしないよう頑張っていきたいと思っています。また、先生にはあゆみにもずいぶんといろいろなことを教えて下さってありがとうございました。本人の中に何か芽生えたものが大きく育つよう期待したいと思います……〉

次に、美智子さんの話をしよう。七十七歳の美智子さんはご主人と二人、大阪で生活していたが、娘さん一家の住む栃木に引っ越してくることを決め、その準備中だった。ところが胃がんを患ってしまい、しばらく闘病。その後在宅療養を選び、娘さんの家へと退院してきたのである。

娘さんのもとで安心できたのか、痛みも和らぎ、落ち着いた日々が続いていた。ところがある日突然、美智子さんは激痛に見舞われた。がんの組織が破裂してしまったのだ。ぼくが夜更けに往診したときには、ショック状態になりかかっていた。モルヒネの注射によって激痛は緩和されたものの、血圧が急激に低下している。残された時間はあとわずかと思われた。ぼくは娘さんに告げた。「会う必要のある人たちに至急連絡してください」

しかし美智子さんのご主人はまだ大阪だし、弟さんは神戸、お孫さんは東京にいるという。呼吸を診てみると、一分間に三、四回。しかもすごく浅い呼吸だ。これでは東京のお孫さんだって間に合わないかもしれないな……とぼくは思った。気がつくと、白々と夜が明けている。

そのとき、娘さんが席を外した。部屋のドアは開け放したままだ。「ん?」と様子をうかがっていると、しばらくしてピアノの音が聴こえてきた。CDをかけに行ったのかと思ったが、それは娘さん自身の演奏だった。彼女の職業はピアニストなのである。優しく美しいメロディーが、最愛の母親を少しでも長くこの世に引き留めようとするかのごとく、部屋の中に満ちていった。

それから一時間半ほどたって、お孫さんが到着した。これで娘さん一家は全員そろったことになる。だが肝心の美智子さんのご主人がまだだ。朝早く大阪を出発したとしても、栃木に着くのは昼ごろになるだろう。いつ美智子さんの呼吸が止まるかわからないため、ぼくはその日行くことにしていた訪問診療の患者さんに連絡し、予定を変更してもらった。

家族の皆さんは、美智子さんとのいろんな思い出を枕元で語ってくれた。そしてときおり娘さんがピアノを弾きに行く。不思議なことに、ピアノのメロディーが流れると美智子さんの呼吸のリズムが速くなるのである。「聴こえているんだね……」と、みんなで顔を見合わせて確信した。

そんな静かな時間が流れるうち、いつの間にか昼近い時刻になった。ようやく大阪からご主人が到着。しかし神戸の弟さんは来るのが夕方になってしまうらしい。美智子さんの呼吸は相変わらず非常に浅く、いつ止まるのか予断を許さない状況だった。それでもそんな緊迫した場面が数時間も続くと、家族もしだいに慣れてくる。会話の中にときどき笑いも出たりして、和やかな雰囲気がかもし出された。

夕方になり、ついにお待ちかねの弟さんが到着した。すると美智子さんの呼吸がとたんに速くなった。まるで彼女がその場の全員に、「会えてよかった。待っていたのよ」と語りかけているかのようだ。そして数十分後、穏やかな表情を浮かべたまま、美智子さんはその呼吸を永遠に止めたのだった。
ぼくの手元には、美智子さんの娘さんからの手紙がある。

〈このたびは大変お世話になりました。家族葬で静かに母を送りました。長い闘病生活を我慢強く最期まで泣き言を言わずがんばった母でした。我が家に連れて帰ってきて本当によかったと思います。渡辺先生と看護師さんたちの強力なサポートを受けて、安心して母を看取ることができました。もう少し私に迷惑をかけてくれたらよかったのに、母らしくさっさと逝ってしまいました。母は「こんなにしてもらって幸せだ」と毎日言ってくれておりました。最期のとき、あんなにも穏やかに和やかに家族で過ごせましたのは、本当に幸せでした。苦しみから解放されてみんなに見守られながら、穏やかな顔で旅立ちました。これでよかったと強く思いました。先生がずっとそばにいてくださって、どれだけ心強かったことか……。先生とのめぐり合いに心から感謝いたします。ありがとうございました〉

残される家族に「納得のいく看取りができた」と心から感じてもらえること——それがぼくのプロフェッショナリズムである。厚生労働省は数値目標まで立てて在宅死を推進していきたい考えらしいが、ただ死亡診断書を書くのだけが在宅医の仕事じゃないと思う。いくら多くの患者さんを在宅死に導いたとしても、家族とともに思い出に残る看取りを積み重ねていかなければぼくは満足できない。

最近ぼくは思い始めた。一人の命の最終楽章が奏でられるとき、そばにいる人々にとって感動的な看取りの瞬間が迎えられるようにサポートすることは、一種のアートと呼べるんじゃないだろうかと。こういった看取りの場面を何度も味わっていると、モルヒネの使い方とかコミュニケーション技術とか学会や研究会で議論されているさまざまな事柄が、何だかちっぽけなものに思えてくる。そしてこんなすばらしい仕事にかかわっている自分に、こう言ってやりたくなるのだ。

「いまのお前は、自分が本当に満足できる仕事をまた見つけたね！」

「いま、とっても幸せ」

「在宅ホスピス・とちの木」の事務所からほど近いにぎやかな町に、その女性患者さんは住んでいる。

いまは週に一度、アパートの部屋を訪問して往診をおこなっている。訪れた日は、一月とは思えないほど暖かな陽光がさんさんとあふれていた。彼女はいつもと変わらないにこやかな様子で、玄関ドアまで出迎えてくれる。ぼくは靴を脱いで上がらせてもらい、往診カバンから聴診器を取り出した。部屋の中にも春のような日差しが降り注いでいる。

「調子よさそうだね。どう、食欲はある？」

「それがね、先生。ありすぎて困ってるくらいなんですよ。何だか最近太ってきちゃって……これじゃ絶対がんには見られませんよねえ。ダイエットしないといけないかしら」

そう答え、コロコロと屈託なく笑う彼女。ぼくもつられて思わず笑いながら、彼女の背中に聴診器を当ててみた。呼吸音まったく問題なし。全身状態も悪くない。すこぶる元気とまではいかないまでも、その様子はどこから見たって普通の健康体だ。初めて会う人ならおそらく、彼女が進行がんの患者さんで一年前まで病院のホスピスにいたことなど、とても信じられないんじゃないだろうか。

彼女の名前は野尻純子さん。一男一女のお母さんだ。二〇〇六年三月まで、栃木県立がんセンターの緩和ケア病棟に入院していた。

最初は痛みで骨転移が見つかり、原発巣の検査で肺がんが発見され、呼吸器科病棟に入った。またそのころ背中のひどい疼痛に悩まされ続けた。そんな痛みにも苦しい抗がん剤治療にも黙って耐えてきたのだが、こころみるべき新しい治療方法がなくなり、緩和ケア病棟への入院となったのだった。そのときの心境を、純子さんはこう語ってくれた。

「がん治療を受けてたころはもう痛くてつらくて、ずーっとうつむいてなくちゃいけないほどだった。だから三階の呼吸器科から五階の緩和ケア病棟へ移ったとき、痛みを取ってもらえるのはうれしかったけど、『ああ、私ここで死ぬんだな……』って覚悟してたんです。もういっぺん家へ帰れる日が来るなんて、思ってなかったですよ」

ぼくの前著を読んでくださった方は、プロローグでご紹介した緩和ケア病棟の患者さんの言葉を覚えておられるかもしれない。「先生の人生って、とっても面白い！ 絶対本になりますよ」と言ってぼくに書くことを勧めてくれた女性——それが、ほかならぬ純子さんだったのである。

「ええ、あれはたしか緩和ケア病棟に移ってしばらくしたころでしたよね。渡辺先生とそんな話をしたあと、『野尻さんに言われて本を書くことにしたんだよ』と聞いたけど、私はたぶん出版されるときまで生きていられないと思ってた。なのにこうして、先生の次の本の話まで聞かせてもらってるんだもの、人生って何があるかわかりませんねえ。渡辺先生と出会えて、在宅ホスピスの立ち上げ期からお世話になることができて、本当にラッキーだったと思う。一年前にはまさかこんな時間が待ってるなんて考えもしなかった。でもいまは、家にいて好きなことができる。子どもたちの顔が見られて、ごはんを作れて、お風呂に入れて……。

クリスマスケーキもみんなで作ったし。そうそう、この前なんか自転車にも乗っちゃいました。子どもたちにあきれられたけど」

純子さんはそう言ったあと、再び楽しげな笑いを交えながら続ける。

「実は今年のお正月、年賀状があまり来なかったんですよ。あらーどうしてかしら、なんて不思議がってたら娘がね、『お母さん、死んじゃったと思われてるんだよ、きっと』と言うの。そりゃホスピスに入院したって話を聞いてたら、無理もないですよねえ」

ぼくは二週間ぶんの薬を処方する。いま彼女は、三日ごとに貼り替えるフェンタニルパッチ一〇ミリグラムと、オキシコドン一六〇ミリグラムを使っている。これは塩酸モルヒネ内服に換算すると、一日あたり四八〇ミリグラムになる。彼女の病気が難しいものであることを示すのは、これらのオピオイドが入った薬袋だけだ。しかしそれでも、がんセンターから退院する前はオキシコドンの量は三〇〇ミリグラムだった。自宅に戻ったことでストレスがなくなったせいか、いまは少ない量で痛みを抑えられている。このように、症状に応じて自在に増減できるのがオピオイド鎮痛薬のいいところだ。

それにしても、純子さんほど在宅緩和ケアの意義を如実に示してくれている患者さんは、ぼくが担当する中でも例がない。自分の家、住み慣れた部屋、そして家族とともに日常の空気を吸って過ごすことがどれほど人間の力になるか、彼女を見ているとよくわかる。その順調な回復ぶりには、人間の持つ生命力の神秘というものを、これでもかというほど見せつけられるようだ。本当にこちらのほうが励まされる。

「何でもない平和な時間が過ぎていくのが、ただもうありがたくて……。いま、とっても幸せなんです」

顔をほころばせる純子さんのかたわらには、編みかけのセーターがあった。娘さんのために編んでいるのだという。その柔らかなピンク色が、彼女の心の平安を物語っているような気がした。

がんの痛みを救うために——ぼくの提案

ところで皆さんは「がん」と聞いて、いったいどのような印象を持つだろうか。

診断や治療の進歩のおかげで、いまや治らない病気ではない——そんなふうに思っている人も多いだろう。ところががんというヤツは、決してそれほど生易しいものじゃないのだ。治療法が確立された部位のがんであっても、それが完璧に功を奏するためには早期発見・早期治療といった条件がつく。また治療が成功したとしても、転移の危険はつねに隣り合わせだし、完全治癒の目安と言われる「五年生存」のハードルをクリアしたあとで再発する場合も多くある。

こんなふうに、がんを治すのはいまでもやはり難しい。ひと筋縄じゃいかない。なぜかというと、目にも見えない細胞レベルの病気であるからだ。

ぼくたちの体は、一つ一つの細胞からできている。その細胞というのは、設計図（母親と父親それぞれの遺伝子）に基づいて正確にコピーされていくのである。最初に母親の子宮の中で受精した細胞は、分裂を繰り返し、どんどんその数を増やしていく。やがて、皮膚、内臓、神経、筋肉などそれぞれの機能を持った臓器に分かれていき、最終的にヒトの形になるわけだ。こうした細胞の増殖や分化にかかわる遺伝子を、「原型がん遺伝子」と呼んでいる。

やがて成長するにつれ、ヒトの細胞の遺伝子はさまざまな原因で傷つけられる。皮膚の細胞は紫外線により、肺の細胞はタバコの煙に含まれるニコチンや汚れた空気により、胃の粘膜細胞はアルコールや塩分の過剰摂取により、それぞれ刺激を受けて傷がつくのだ。多少の傷なら、それを補修する機能を持った別の遺伝子が修復してくれる。もし修復できないほど大きな傷を負った場合は、その細胞を自爆させる機能を持った遺伝子の出番だ。これにより、異常のある細胞は死んでしまう。このように、修復機能や自爆機能を持った遺伝子をまとめて「発がん抑制遺伝子」と呼ぶ。発がん抑制遺伝子は、目に見えないところでぼくたちの細胞を守ってくれているのである。

ところが、細胞増殖や分化にかかわる原型がん遺伝子に傷がついた場合は、本来の機能を失って「がん遺伝子」に変身してしまう。このがん遺伝子が活発に働くと、分化していない細胞が無秩序にどんどん増え始める。この状態ががんである。また、発がん抑制遺伝子に傷がつくと、どこかほかの細胞に遺伝子の異常が生じても自爆機能を発揮することができず、最終的にはやはりがん遺伝子の暴走を引き起こしてしまう。

検査で見つかるような大きいがんはやっつけることができても、細胞レベルのがんまで根絶やしにするのは非常に困難だ。手術や放射線照射で目に見えるがんを取り除いたあとは、抗がん剤で目に見えないがん細胞を叩く、というのが標準的治療法になってはいる。しかし細菌と抗生物質の関係と同じように、多くの場合、抗がん剤を使ううちにがん細胞に耐性ができてくる。こうなると薬が効かないがん細胞だけが生き延びて、再び増殖するようになるのだ。再発である。

再発がんの治療が初発よりさらに難しくなるのは、耐性ができるせいで使える抗がん剤の種類が限られてくるからだ。よく知られているように、抗がん剤は体のすみずみまで等しく行き渡るため、正常な細胞も確実にやられてしまい、強い副作用が出る。それなのに、肝心のがん細胞にはまったく効果があらわれない——再発時には、残念ながらこういう状況がとても多く見られるようになる。

ここ数十年のあいだ、医学は猛烈な勢いで進歩を遂げてきた。人類はこれまで治らないと言われていたいくつもの病気を克服し、寿命を延ばしてきた。しかし皮肉なことに、寿命が延びれば延びるほど遺伝子に傷がつく機会も増えるため、がんによる死者はかえって年々増え続けているのである。その結果が、〝健常な高齢者の二人に一人ががんになり、三人に一人ががんで死ぬ時代〟なのだ。

昔だったら医師からがんと告知されたとき、「よりによって、なぜ私が？」と我が身の不運を嘆いた人も多かっただろう。しょっちゅうお目にかからない病気だったからこそ、告知すべきか否かが議論された時代もあった。しかしいまは、「ついに来たか……」というくらいの感覚で受け止めるべき、ありふれた病気になってしまったのである。

あらためて言おう。がんはもはや、他人事ではない。ということはつまり、がんの痛みとそのコントロール方法についても、誰もがきちんとした予備知識を持っていなければならない時代が来たということだ。とりわけ医療者の立場にある人は、患者さんの痛みを正しく評価し和らげることの重要性を、全員が認識すべきである。

しかしこれは、現実にはなかなか難しい。医学教育の中に、コミュニケーションに関する内容と同様ペイン・コントロールに関する内容がなかったことも理由の一つだ。一九九〇年代に入ってからは、徐々に医学部の授業で疼痛緩和が取り上げられるようになったけれど、それでも大学によって量と質に格段の差がある。

医学部で正式に「緩和医療学」という講座が開かれているのは、大阪大学だけだ。製薬会社の協力を得て、昨年（二〇〇六）の十月にようやく開設の運びとなったのである。もちろん我が国では初めてのことだ。また、大学病院の中では唯一、東北大学付属病院が緩和医療科を設け、医学生や研修医たちにペイン・コントロールの専門知識と患者さんへの接し方を教育している。少しずつではあるけれど、医師国家試験にも疼痛緩和に関する問題が出題されるようになってきた。だが、医学部卒業試験の必修科目に「緩和ケア」があるホスピス発祥の地イギリスと比べれば、その違いは歴然としているのがわかるだろう。

さらに大きな問題は、ぼくと同年代の医師たち——一九九〇年以前に医学部を卒業し、ペイン・コントロールについてまるっきり教わってこなかった人々——の認識不足だ。しかもこうした医師たちはみな、卒業して二十年以上もたつベテランである。若手のヒヨッコがたとえ「患者さんの痛みのケアはこれこれこうするべきだと思います」と進言したとしても、「そうかよしよしわかった、そうしてみよう」などと素直に答える人物はまずいないよね。かといって緩和ケアの勉強会を開いてみても、前に言ったように興味のない人はハナから参加してくれない。文書や本による啓蒙もなかなか進まない。いったいどうすればいいのか。

……と考えてきたところで。

ぼくはひらめいたんです！　グッドアイデアが浮かんだのだ。全国のどんな病院にもペイン・コントロールに取り組む専門チームが作られ、患者さんの痛みにしっかり対応できるようになるための具体案が。これは決して理想論じゃない。なぜかというと、ちゃんと前例があるからだ。

二〇〇二年、ぼくがまだ栃木県立がんセンター脳神経外科に勤務していたころの話である。前に説明した「中医協」による医療保険の診療報酬改定がおこなわれた。このときの改定は、ちょっと驚きの内容だった。なんと、入院患者さんの「床ずれ」を防ぐ対策をしなければ診療報酬を減点するというのである。

床ずれというのは、ずっと同じ姿勢で寝ていたりして体の一定の場所に圧力がかかることで血のめぐりが悪化し、皮膚がただれて壊死してしまう現象だ。痛いだけでなく細菌感染の原因ともなるし、ひどくなると皮膚の下の筋肉組織までがダメになってしまう。しかし床ずれに苦しむ患者さんのケアというのはそれまで、各病院の〝努力目標〟にしかすぎなかった。ところがここへ来て初めて、政府が罰則まで盛り込んで床ずれ防止を徹底させる手段に出たのである。医療費削減のため病院の診療報酬を引き下げることが目的とはいえ、罰則規定まで持ち出して患者さんのＱＯＬ（生活の質）を向上させようとしたところが、それまでになく画期的だった。具体的には、「専門の医師や看護師による床ずれ対策チームを作ること」、「床ずれができていたり今後できる恐れのある患者に対しては、専任の医師や経験豊かな看護師が治療計画を作成すること」、「患者の状態に応じて体圧分散マットレス等が使えるように体制を整えること」といった内容だ。

これを受けて栃木県立がんセンターでも、医師・看護師・薬剤師から成る「床ずれ対策チーム」が結成された。何せ診療報酬減点となれば病院の経営に直接かかわってくるわけだから、みんな必死である。床ずれ専門として選ばれたのは、皮膚修復のプロである形成外科のほか、整形外科と脳神経外科の医師たち。脳や脊髄の疾患を持つ患者さんには麻痺がつきものなので、ほかの科に比べてどうしても寝ている時間が長くなり、床ずれの危険も大きい。というわけで、ぼくにもお呼びがかかったのである。

正直言って、最初は「専門だからおまえやれと言われても、床ずれのことなんか何も知らないのに……ぼくに聞かれたって困るんだよなあ。ぶつぶつ……」と渋っていた。しかし、ある意味強引なこのやり方で床ずれと向き合わせられたことにより、いままで患者さんがどれだけ苦痛を耐え忍んできたのか、いやおうなしに思い知ったのである。

チームのメンバーと一緒に勉強し、病院中の患者さんのお尻を見て回っていくあいだに、どういうことに気をつければ床ずれになりにくいか、もしなったらどう処置すればいいのか、などがしだいにわかってきた。各病棟の看護師たちが、自分の受け持ち患者さんの床ずれ防止にいっそう気を配るようになったのはもちろん、床ずれができそうだと思ったらすぐ対策チームに相談してくるようにもなった。するとそのうちに、病院全体の意識が変わってきたのである。一人ひとりの患者さんに対して、よりきめ細かいケアを提供しようというムードが生まれたのだ。

この「床ずれ対策」と同じやり方をペイン・コントロールにも適用するというのが、ぼくのアイデアである。医師と看護師と薬剤師による専門チームを作る、患者さんごとに疼痛緩和治療の計画を立てる、といった具体的対策を各病院に義務づけ、実施されない場合は診療報酬を減点するのだ。ぼくの経験からいくと、条件を満たしたチームには加算するというよりも、やらなかったら減点するという形にしたほうがはるかに効果的だと思う。これならどんな病院でも患者さんの痛みのケアに取り組まざるを得ないだろう。

名づけて「渡辺提案」です！　どんなもんでしょうか？

高齢化が進んで寝たきりのお年寄りが増えるにつれ、床ずれは大きな社会問題となってきた。それと同じく、二人に一人ががんになる時代において、痛みのケアはもはや国民的問題であると思う。乱暴な意見と承知で言わせてもらうが、中医協の診療報酬改定委員の方々のうち、誰か一人でも今回のぼくのように何らかの形で激痛を経験していただきたい。そうすれば、どこの病院へ行っても十分なペイン・コントロールが受けられないことに気づいてもらえるだろう。

ちなみに緩和ケアの分野では二〇〇二年から、緩和ケア医・精神科医・専門看護師がチームを作って患者さんの承諾を得ることができた場合のみ、診療報酬に加算されるというシステムが導入された。しかしこれではまだ不十分なのである。緩和ケア医はチーム専属でなければいけないという制限があるし、患者さん本人やその担当医が「緩和ケア」という言葉にアレルギーを持っている場合もある。現場ではまだまだ「緩和ケアを勧められるようになったら、もうおしまい」という偏見が根強いからだ。そして、患者さんが緩和ケア計画を納得し承諾してくれなければ、診療報酬への加算はできない。こうした実情から、いくら緩和ケアチームがあっても、それが患者さんの苦痛を取り除くためにきちんと機能している病院は、全国的にもまだまだ少数だと思う。

ぼくはいままで、病院長がホスピスや緩和ケアに関心の深い人なら病院の体質そのものも改善されると思っていた。でもよく考えたら、ずっと同じ人が病院長をやるとは限らないんだよね。病院のトップに立つくらいの先生はたいてい華々しい業績や治療実績の持ち主だから、緩和ケアやホスピスなんかと無縁であることが多い。だからこそ、病院長のキャラクターとは関係なく、誰がトップになっても絶対やらざるを得ないことの一つに、ペイン・コントロールを位置づけてほしいのである。

がんに限らず痛みに苦しむ患者さんは、おそらく皆さんが予想もできないくらいたくさんいる。床ずれ同様、早急に改善しなくちゃならない問題なのだ。「渡辺提案」の一日も早い導入を、ぼくは本気で呼びかけたい。

本当の緩和ケアって?

ＷＨＯの提言する緩和ケア概念に、がん治療と緩和ケアの理想的なかかわり方を示す図がある。がんと診断されたときからすぐ緩和ケアを取り入れ、病気の進行につれて治療の割合よりも緩和ケアの割合がだんだん増えていくようにするというものだ。この方式だと、がん治療と緩和ケアは長い斜めの線で接することになる。

だがいままでの医療では、がんと診断されたらまず治療のみをおこない、治る見込みがなくなった時点ですっぱり終末期ケアに移るというのが一般的なやり方だった。左の図の例でいくと、がん治療と終末期ケアを区切るのは短いタテ線である。ホスピス行きを勧められた時点で治療終了というのがはっきりしすぎているため、患者さんは医師から見放されたと感

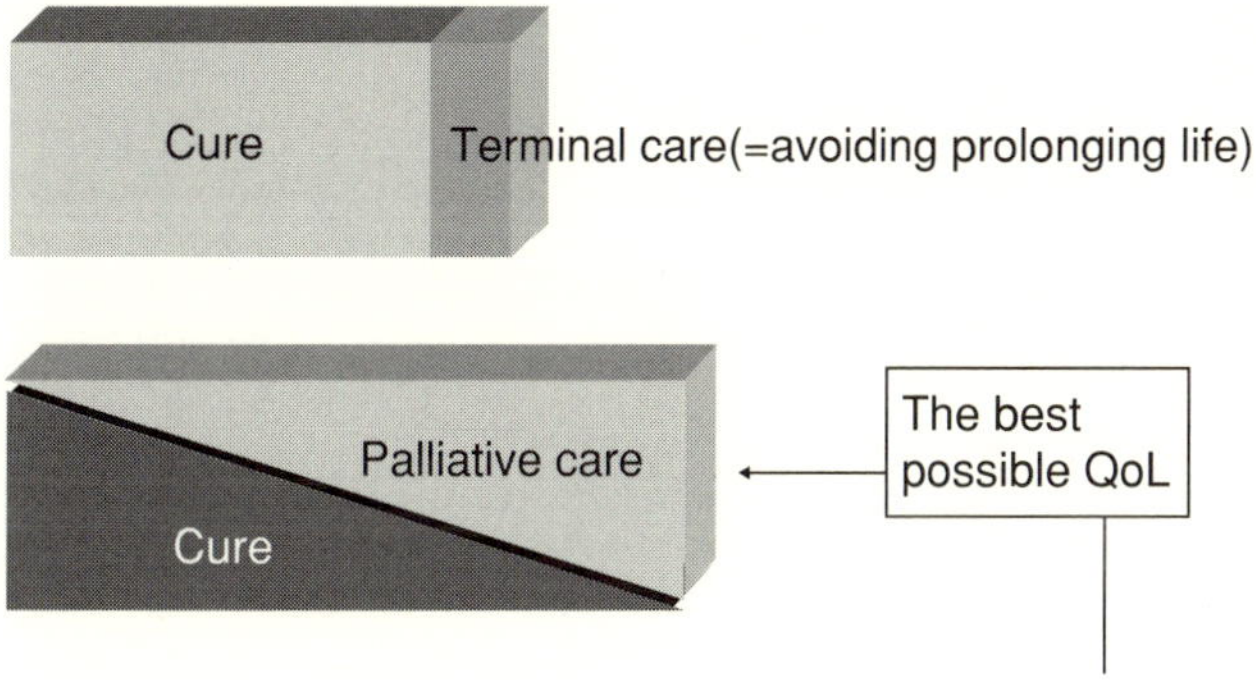

がん治療と緩和ケアの理想的なかかわり方

じてしまうだろう。これだと、たとえオピオイドで疼痛緩和ができたとしても、心の痛みを和らげることは難しくなる。

　こうした過去への反省を踏まえ、近ごろようやく本当の意味での緩和ケアを実現させようという動きが出てきた。二〇〇六年六月の通常国会で成立した「がん対策基本法」が、この四月から施行になった。日本人の死因でもっとも多いがんの予防と早期発見を進め、がん治療のスペシャリスト育成を推進し、がん患者の療養生活の質を向上させようというのが法律の骨子なのだが、ぼくの目に留まったのはその第16条だ。そこにはこう書かれている。

〈がん患者の状況に応じて疼痛等の緩和を目的とする医療が早期から適切におこなわれるようにすること、居宅においてがん患者に対しがん医療を提供するための連携協力体制を確保すること、医療従事者に対するがん患者の療養生活の質の維持向上に関する研修の機会を確保すること、そ

の他のがん患者の療養生活の質の維持向上のために必要な施策を講ずるものとする〉

要するに、がん患者さんの痛みのケアは早期からおこなうべきだという点、在宅でのがん治療をチームでやれという点、患者さんのQOL向上に関する研修が医療者にとって必要だという点が、初めて法律に明記されたわけだ。これは非常に画期的なことだと思う。〝がん対策＝がん撲滅〟としか主張してこなかった流れの中で、「がんとどう生きるか」を考える地点にまで、ついに政府が到達したのである。やっとここまで来たか……とちょっぴり感無量だ。

この「がん対策基本法」成立に基づき、厚生労働省では今後のがん対策推進に関する意見交換会を開催してきた。医師や看護師といった医療側の人間のみならず、患者団体の代表者やマスコミ関係者も交えて活発な話し合いがおこなわれたらしい。二〇〇七年三月に発表された最終的な提言によると、緩和ケアに関しては次のような方向性が示されている。

・緩和ケアを治療初期の段階から充実させ、診断・治療・在宅医療など、さまざまな場面で切れ目なく実施すべきである。そのためには拠点病院を中心として、緩和ケアチームや緩和ケア病棟、在宅療養支援診療所等による地域連携が必要である。

・全国どこでも緩和ケアをがん診療の早期から提供していくためには、がん診療に携わるすべての医師が緩和ケアの重要性を認識し、その知識や技術を習得しなければならない。

・身体的苦痛に関する緩和ケアだけでなく、精神心理的な苦痛に対する心のケア等を含めた全人的な緩和ケアを、患者の療養場所を問わず提供する体制を整えていく必要がある。

これらすべてが実現される日も、もしかしたらそう遠くないかもしれない。ようやく緒についた感のある本当の緩和ケアを絵空事にしないためにも、診療報酬減点制度、つまり「渡辺提案」を同時進行でやってほしいものである。

ところで、〝本当の緩和ケア〟っていったい何なんだろうか。

医者の仕事は病気を治すことだけじゃない。その人らしく生きるための手助けをすることも大事な仕事の一つだ。在宅緩和ケア医の場合は、患者さんに家族がいるいないにかかわらず、残り少ない貴重な時間を自分の家で過ごしたいという気持ちに寄り添い、最善を尽くすことが仕事の根幹になる。その究極のゴールは、幸せな看取りである。

しかしだからといって、看取りの医療と緩和ケアの概念とが、そのまんまイコールで結びつくわけではない。「緩和ケア＝終末期ケア」という思い込みは医療者側と患者側の双方にかなり根強くあるのだが、決してそうじゃないのだ。むしろ、緩和ケアという大きな円の中に終末期ケアの小さな円が含まれていると考えたほうがいいように思う。

緩和ケアの概念により近いのは、どちらかといえばペイン・コントロールのほうだ。この場合のペインはトータルペインを指す。体の痛み、心の痛み、社会的な痛み、スピリチュアルな痛み。この四つがからみ合う「全人的な痛み」を和らげることで、患者さんの生きる希望をサポートする――これが本当の緩和ケアだ。

野尻純子さんのように、たとえ進行がんであってもペイン・コントロールがきちんとできれば、生き生きと自分らしい毎日を過ごせるようになる例は多い。痛みを取ること自体が実際の延命効果につながっていることも十分考えられる。そう、ペイン・コントロールとはまさに、生きるための緩和ケアなのだ。それは決して、ほかにやることがなくなって初めて受けるべき最終的治療ではない。まして、安らかな死に向かうための準備なんかでもない。より心地よくより楽しい時間をできるだけ多く作るための確実な手段であり、生きる希望を取り戻すための積極的な治療なのである。

一部の病院では、抗がん剤投与などのがん治療と並行して緩和ケアが受けられるようになっている。ペイン・コントロールによって苦痛が取り除かれれば、ＱＯＬ向上に伴い治療効果が上がることも期待できる。治療しているあいだずっと痛みを我慢したり、あるいは患者さんに我慢を強いたりするのは、どう考えても理不尽だ。いや、それどころか〝百害あって一利なし〟と言ってもいいくらいである。

本当の緩和ケアを医療現場に根づかせたい。ペイン・コントロールはよりよく生きるための治療だという考え方が、当たり前のものになってほしい。そのためには、がん患者となった方々にもぜひ一緒に声を挙げていただきたいと思う――「痛みよ、さらば！」と。

おわりに――武田先生の手紙

いまからおよそ四半世紀前、ＷＨＯは鎮痛薬としてのモルヒネの優れた作用を認め、「がん疼痛救済プログラム」によってその安全な使い方を世界各国に広めてきた。

激しい痛みに苦しむ人々にとって、いまやモルヒネはすばらしい夢の薬となっているのである。熟達した緩和ケア医が患者さんをきちんと診断しながら使うのであれば、安全に量を増やしていけるため、病気の進行とともに強くなっていくがんの痛みも和らげることができる。たとえ完治が望めなくても、最期まで痛みに苦しめられずに自分らしい生活を送ることが可能になるのだ。

だがそうしたモルヒネのメリットを十分知ってはいても、まさか自分が実際にのむ羽目になるとは思わなかった。医者も耐え難い痛みにさらされれば、しょせん何もできない一人の患者となる。ぼくは入院中のベッドの上で、モルヒネの正しい知識を多くの人に――とりわけ、医療者の立場にある人に――何らかの方法で伝えるべきじゃないかと考えていた。それに加えて、患者さんの痛みを正しく評価し和らげることの重要性や、モルヒネを服用するまでの精神的葛藤など、教科書に書かれていない行間の部分をぜひ知ってもらいたいと痛感していた。

病室に一通の手紙が届いたのはそんなときである。差出人は、あの武田文和先生であった。ぼくが手術前の不安な気持ちでいたころ出した手紙に、お返事をくださったのだ。ご本人の承諾を得て、その一部をご紹介させていただこう。

〈先生が今回ご経験なさった痛みが、モルヒネでないと消えない強くつらい痛みであったことが、十分すぎるくらいよく伝わってきました。〝どんなに副作用があっても我慢してのむと考えるほどの痛み〟と書かれていたことは、医師が患者にならないと表現できないことだと思いました。初めて接した表現で、つらさがとてもよくわかりました……（中略）たぶん、モルヒネを定時的に投与された医師もそうはいないはずですから、先生の体験は貴重なものになるでしょうし、全快されてからのお仕事におおいに活用できる経験であると思います。病床にいらっしゃる先生にとんだ内容の手紙を差し上げることになり、申し訳ありませんが、望んでも得られない貴重な体験ととらえ、観察し、記録してください。やがて全快されたら、「モルヒネの反復投与を必要とした体験」というようなエッセイを書いていただき、モルヒネで実感されたところを医師たちに教えていただきたいとお願いする

かもしれません……〉

雲の上の存在だった武田先生が、これほどまでによくぼくの気持ちをわかってくださっている……。涙が出るほどの感激とともに、いつもの〝見えない何かに背中を押される感じ〟がぼくの全身を満たした。そうだ、今回の経験は決して不運じゃなく、ぼくにとってまたとない幸運だったのかもしれない。武田先生の言われるとおり、すべてを観察し、記録しておこう。忘れないうちに何もかも書き留め、二冊目の本にしよう！

というわけで、再びの刊行と相成ったしだいである。痛みを我慢する必要などどこにもないこと、モルヒネが決して怖い薬ではないということが、わかっていただけただろうか。本書が耐え難い痛み――とりわけがんの痛みについて、読者の方々の不安を少しでも取り除く助けになれたなら、これほどうれしいことはない。

最後まで読んでくださった皆さんに、心よりお礼申し上げます。

二〇〇七年十一月十一日

渡辺　邦彦

著者プロフィール

渡辺 邦彦（わたなべ くにひこ）

1959年7月9日生まれ。

〈学歴〉 1978年、獨協高等学校卒業
1984年、獨協医科大学卒業
1990年、獨協医科大学大学院修了（医学博士）
1991年、日本脳神経外科学会専門医
2015年、日本緩和医療学会緩和医療専門医

〈職歴〉 獨協医科大学脳神経外科臨床講師
医療法人陽気会在宅ホスピスとちの木所長

〈現在〉 在宅ほすぴす所長
獨協医科大学麻酔科非常勤講師、地域医療学臨床教授
一般社団法人地域緩和ケア推進協会代表理事

〈研究歴〉 国立がんセンター生物学部、スイス・チューリヒ大学、フランス・リヨン国際癌研究機構にて脳腫瘍の研究に従事。日野原記念ピースハウスホスピス（秦野）、オーストラリア・ニュージーランドで緩和ケア研修。

〈受賞〉 1997年、日本脳神経外科学会奨励賞受賞
2016年、Best Doctors in Japan疼痛管理部門選出

〈著書〉 『幸せのシッポ』（文芸社、2006年）、『痛みよ、さらば』（文芸社、2007年）、『自分らしく生ききるために』（文芸社、2009年）、『栃木発、「待ったなし！」在宅緩和医療』（文芸社、2010年）、『続・自分らしく生ききるために』（文芸社、2020年）

痛みよ、さらば モルヒネが救ってくれる

2007年11月11日　初版第1刷発行
2021年12月25日　初版第4刷発行

著　者　渡辺 邦彦
発行者　瓜谷 綱延
発行所　株式会社文芸社
〒160-0022　東京都新宿区新宿1－10－1
電話　03-5369-3060（編集）
03-5369-2299（販売）

印刷所　株式会社平河工業社

ISBN978-4-286-02690-9